Markus Treichler (Hrsg.)

Biographie und Krankheit

Markus Treichler (Hrsg.)

Biographie und Krankheit

Wendepunkte im Lebenslauf

Urachhaus

Die Deutsche Bibliothek – CIP-Einheitsaufnahme
Biographie und Krankheit: Wendepunkte im Lebenslauf /
Markus Treichler. – Stuttgart: Urachhaus, 1995
ISBN 3-8251-7036-5
NE: Treichler, Markus

ISBN 3–8251–7036–5
© 1995 Verlag Urachhaus GmbH, Stuttgart.
Einbandgestaltung: Bruno Schachtner, Dachau, unter Verwendung
eines Bildes von Edvard Munch: »Loslösung«.
© VG Bild-Kunst, Bonn 1995
The Munch Museum / The Munch Ellingsen Group
Druck: WB-Druck, Rieden

Inhalt

Vorwort

Die Biographie eines Menschen kann unter verschiedenen Gesichtspunkten angeschaut werden – und es gehört zu ihrem Wesen, daß sie sich von keinem Standpunkt aus vollkommen offenbart. Immer bleiben Aspekte verborgen, Fragen offen und Zusammenhänge unerklärlich. So ist auch der Gesichtspunkt, Biographie im Zusammenhang mit Krankheit und in ihren wechselseitigen Beziehungen und Bedingungen zu sehen und zu beschreiben, nur eine unter mehreren möglichen Perspektiven, die vieles unberücksichtigt lassen muß.

Jedem aufmerksam beobachtenden Menschen kann im eigenen Leben und in der Begegnung mit anderen sichtbar werden, daß es ein Verhältnis, eine Beziehung zwischen der Biographie und den in ihr auftretenden Krankheiten gibt; ein Verhältnis, das leiden läßt, Fragen stellt und Einsichten schenkt. Eine Beziehung, die herausfordert und manchmal bis an die Überforderungsgrenze heranführt, dabei aber auch zutage fördert, was sonst im Unbewußten verborgen bliebe. Eine Wechselbeziehung, die uns ungeplant überkommt und doch Sinn hat – oft auch Sinn gibt oder den Sinn des Lebens ändert. Mit einem Wort: eine Beziehung, deren Früchte, auch wenn sie bitter schmecken, wertvolle Samen enthalten, für die wir im Leben fruchtbaren Boden bilden sollen.

Die meisten der in diesem Band vorliegenden Beiträge wurden während einer Tagung im Juni 1994 in Mannheim als Vorträge gehalten. Da dieses Thema im Rahmen einer Wochenendtagung auch nicht annähernd erschöpfend dargestellt werden konnte, wurden die Vorträge durch einige eigens für dieses Buch geschriebene Beiträge ergänzt, um das Thema in einer vorläufig abgerundeten Gestalt vorlegen zu können.

Für ihre freudige und begeisterte Mitarbeit danke ich allen Referenten der Tagung und den Autoren der vorliegenden Beiträge. Mein Dank gilt auch Herrn Manfred Hechler, der die Tagung in Mannheim organisatorisch betreut hat. Ein besonderer Dank gilt Frau Roswitha von dem Borne vom Verlag Urachhaus, die das Erscheinen dieses Buches gefördert hat.

Nicht zuletzt gilt der Dank aller Autoren den Patienten, die sich uns anvertraut haben und durch die wir, sie behandelnd, eine Wegstrecke ihrer Biographie sie begleitend und einen Ausschnitt ihrer Biographie und Krankheitsbeziehung erkennend, für diese Thematik wichtige Erfahrungen und Einsichten gewinnen konnten.

Markus Treichler

Geheimnisvolles Leben du, gewoben,
aus mir und vielen unbekannten Stoffen,
geschieh' mir nur: mein Sinn ist allem offen
und meine Stimme ist bereit zu loben.
Wenn du mir weh tun willst,
so komm' und schneide mein Herz entzwei,
das tausendfach empfindet,
blende mein Aug' mit Brand, bis es erblindet;
ich glaube, daß ich wachse, wenn ich leide.
Und wachsen will ich um jeden Preis.
Reiß' mich hinauf an meinen Haaren,
drück' mich der Erde in den Schoß!
Nur laß' mich deinen Sinn erfahren,
denn ich vermute:
Du bist groß.
Laß mich nicht sterben, eh ich weiß,
wie sich der Tod zu dir verhält.
Ist er der Widerspruch der Welt?
Ist er ihr Heil?
Ist er ein Teil von dir, das Lebensteil?
Weil ich ihn so nur denken kann – im Leben.
Du mußt mir nicht sagen, wie alles ist.
Du mußt mir nur einige Zeichen geben
und mich mit allen Dingen verweben,
darinnen du verwoben bist.

Rainer Maria Rilke

MARKUS TREICHLER

Das Leben des Menschen

»Die Geheimnisse der Lebenspfade darf und kann man nicht offenbaren;
es gibt Steine des Anstoßes, über die ein jeder Wanderer stolpern muß.
Der Poet aber deutet auf die Stelle hin.«
Goethe: Maximen und Reflexionen, Nr. 1058

Das Leben des Menschen erscheint in verschiedenen Qualitäten:
als Leben des Leibes, was wir das biologische Leben nennen; als
Leben der Seele, was wir als Entfaltung psychischer Fähigkeiten
und als seelische Entwicklung im Lebenslauf beschreiben; als Leben des Geistes, worunter wir Entwicklung und Reifung individueller und sozialer Fähigkeiten verstehen, wozu Erkennen, Urteilen und Gestalten gehören wie auch der Erwerb von Freiheit
und Verantwortung.

Alle drei Sphären des Lebens entfalten sich in wechselnden
Gestaltungen in der Zeitspanne des Lebenslaufes.

Das biologische Leben entwickelt sich zwischen Leib und Seele. Durch die Lebensvorgänge und -prozesse entsteht die sich
wechselweise beeinflussende Beziehung zwischen Leib und Seele. Der Leib ist Grundlage und Partner für die Seele, ihre Tätigkeiten und ihre Entwicklung. Die Seele ist Partnerin und Heraus-
forderin des Leibes, die ihn fordern und fördern, stärken und
schwächen, kränken und gesunden kann.

In der Seele selbst entfaltet sich in den Beziehungen zu Leib
und Geist und durch diese zur physischen und überphysischen
Welt das eigentliche Seelenleben von Wahrnehmen, Denken,
Fühlen, Wollen und Handeln, von Erinnern und Vergessen.

Das biographische Leben im engeren Sinn geschieht in dem
Verhältnis zwischen Seele und Geist. Es ist überwiegend von wa-
chem Bewußtsein geprägt, oder wenigstens ihm zugänglich; wäh-

rend das biologische Leben unbewußt verläuft. Das Seelenleben im engeren Sinn hat Anteile von beiden Qualitäten und entfaltet sich zwischen unbewußtem, träumendem und tagwachendem Bewußtsein.

Unter Biographie verstehen wir nicht nur das Zusammenspiel der drei Lebensbereiche untereinander, sondern auch ihr wechselndes Verhältnis zu Natur, Menschen, Welt und Kosmos. Menschliche Biographie ist biologisch und psychologisch, ist sozial und geistig, irdisch (physisch) und kosmisch.

Biographie ist Leben zwischen Geburt und Tod, ist Gewordenes, Werden und Vergehen, ist Wandlung und Entwicklung, Metamorphose und Steigerung, Wachsen und Reifen, ist Ringen, Streben und Kämpfen, Versagen und Gewinnen; ist Erfüllung und Vollendung und immer Anlaß und Ausgang für eine Weiterführung, für eine nächste Inkarnation.

Denn Biographie als Zeitgestalt der Individualität zwischen Geburt und Tod ist nur der irdisch-physische Abschnitt des Entwicklungsweges des Menschen. Zu jeder Biographie gibt es frühere und folgende Leben, Inkarnationen derselben Individualität, die Folgen und Ursachen, Taten und Leiden, Licht und Schatten, Gesundheit und Krankheit auf die gegenwärtige Inkarnation werfen und der Biographie ihre Merkmale einprägen; mit diesen hat der Mensch umzugehen, das sind die »Steine des Anstoßes«, über die wir stolpern, aber durch die wir auch wach werden und erkennen können. Was dem Menschen im Laufe seines Lebens widerfährt, ist seine »äußere« Biographie. Was er daran erlebt, wie er fühlt und denkt und versucht und sich bemüht, mit den Ereignissen seines Lebens umzugehen, ist seine »innere« Biographie.

Was er an Wünschen und Vorsätzen, an Hoffnungen und Versuchen, an Entschlüssen und Zielen nicht verwirklichen und nicht leben kann im Laufe seines Lebens, ist seine »ungelebte« Biographie. Sie hinterläßt eine spürbare Folgenlosigkeit in diesem Leben, die im nächsten Leben zu wirksamen Folgen führt – z.B. Krankheiten – und zu entsprechenden Anlagen.

Aber es können schließlich auch aus dem Umgang mit Krankheit und Biographie neue Einsichten und Veränderungen im Hier und Jetzt erwachsen.

Lebensphasen

In ihnen allen ist es immer ein und derselbe Mensch, der da lebt,
und nicht nur das gleiche biologische Individuum wie bei einem Tier, sondern die nämliche
Person, die um sich weiß
und die betreffende Lebensphase verantwortet.

Romano Guardini

Wollen wir uns den Gesetzmäßigkeiten in der Biographie zuwenden, so finden wir sie vor allem unter dem Aspekt des zeitlichen Lebenslaufes im Sinne von biologischen und psychologischen Phasen der Entwicklung, von Bildung, Wandlung, Krise und Reifung, Enttäuschung und Erfüllung.

Die Biographie als Entwicklungsgestalt der Individualität verläuft in verschiedenen Phasen, die selbst »Lebensgestalten« (R. Guardini) des Menschen sind. Die einzelnen Gestaltungen des Lebens, die jeweils Ausdruck der Individualität sind, ereignen sich durch das Wesen und den Charakter der Persönlichkeit im »Material des Lebens«, den überindividuellen, allgemeinen Gesetzmäßigkeiten biologischer, psychologischer und geistiger Entwicklung. Biographie als die gesamte Entwicklungsgestalt des Menschen hat mit Geburt und Tod Anfang und Ende der irdischen Lebenszeit – aber die Entwicklung ereignet sich nicht aus der Vergangenheit, indem sich eine Phase an die andere anschließt und daraus ableitbar wäre. Vielmehr ist biographische Entwicklung teleologisch auf ein Ziel hingerichtet. Das je eigene Ziel der Individualität, mit dem sie ihre Biographie antritt, ist der Orientierungspunkt für den Entwicklungsweg der Lebenszeit von Geburt an bis zur Vollendung.

Die Zukunft prägt die Biographie mindestens so stark wie die Vergangenheit; während wir aber aus der Gegenwart die Vergangenheit wissen und erkennen, können wir die Zukunft ahnen, wollen und gestalten.

In jeder einzelnen Lebensphase, in jeder »Lebensgestalt« können wir die polaren Formkräfte aus der Vergangenheit und aus der Zukunft bemerken: Auf der Grundlage des in der Vergangenheit Erreichten streben wir dem aus der Zukunft auf uns zukommenden Ziel entgegen.

In den Gestaltungsübergängen von der einen Phase zur nächsten ereignen sich Lebensknoten, Wandlungen, Wendepunkte oder Krisen. Bei jedem Übergang entsteht die Frage der Ablösung, der Reifung und der Bereitschaft und Offenheit für das kommende Neue.

Die einzelnen Lebensphasen lassen sich zusammenfassen unter den drei Grundgestalten des Lebens: der leiblichen, der seelischen und der geistigen Entwicklung. Mit Wachsen, Werden und Bilden haben wir Qualitäten der leiblichen Entwicklung des ersten Lebensdrittels; in den Qualitäten Streben, Verstehen und Gestalten erkennen wir die seelische Entwicklung des mittleren Lebensdrittels, und in den Qualitäten Erfüllen, Verwandeln oder Versäumen und Vollenden ahnen wir Eigentümlichkeiten der geistigen Entwicklung des letzten Lebensdrittels.

JOHANNES REINER

Gesetzmäßigkeiten im Lebenslauf

»Ich lebe mein Leben in wachsenden Ringen,
die sich über die Dinge ziehen.
Ich werde den letzten vielleicht nicht vollbringen,
aber versuchen will ich ihn.«
Aus: Rainer Maria Rilke, Das Stundenbuch (1899)

Als junger Arzt wurde ich in einem meiner ersten Dienste in der Klinik von einer Krankenschwester gebeten, nach einem Patienten zu schauen, der ihr irgendwie Sorgen machte. Ich ging also hin, untersuchte ihn körperlich, nahm Blutproben, schrieb ein Elektrokardiogramm, aber es zeigten sich lediglich Befunde und Meßwerte, die im Rahmen seiner chronisch fortschreitenden Erkrankung, an der er litt, nicht beunruhigend waren. Trotzdem war mir, wie der Schwester, irgendwie nicht ganz wohl, und so frug ich den Patienten, ob ich, da ich noch unerfahren sei, einen älteren Kollegen hinzuziehen solle. Er aber entgegnete mir, das sei nicht nötig, er würde in der Nacht alle Menschen treffen, die ihm vertraut sind. Ich ließ mich durch diese rätselhafte Antwort beruhigen und war überrascht, als ich am nächsten Morgen erfuhr, daß er in der Nacht verstorben war. Ich verstand nun seine abendliche Äußerung besser und begriff, daß dieser Mensch um seinen Tod gewußt hatte, meine medizinisch-technischen Meßdaten und der körperliche Befund hatten darüber keine Aussage gegeben.

Der Tod als Endpunkt des Lebens und der Biographie hat etwas Unberechenbares, es drückt sich aus in der Unvorhersagbarkeit des Todeszeitpunktes. Hippokrates, der griechische Arzt und Leitbild für ärztliches Denken und Handeln über Jahrtausende, widmete dieser Frage nach der Vorhersehbarkeit des Todes in seinem Werk »Prognostikon« längere Abhandlungen, die mit der Feststellung enden, daß derjenige ein guter Arzt sei und für immer Ansehen genieße, der den Zeitpunkt des Todeseintrittes möglichst genau vorhersagen könne.

Der Tod gehört zu unserer Biographie, er ist uns eigen. Eine beeindruckende Schilderung dieses Zusammenhanges finden wir in dem Roman »Die Aufzeichnungen des Malte Laurids Brigge« von Rainer Maria Rilke, wo an einer Stelle der Tod des Kammerherren Christoph Detlev Brigge beschrieben wird. Dieser Beschreibung sei das folgende Zitat entnommen: »Früher wußte man (oder vielleicht man ahnte es), daß man den Tod *in* sich hatte wie die Frucht den Kern. Die Kinder hatten einen kleinen in sich und die Erwachsenen einen großen. Die Frauen hatten ihn im Schoß und die Männer in der Brust. Den *hatte* man, und das gab einem eine eigentümliche Würde und einen stillen Stolz ...«

Eine vergleichbare und doch polare Situation findet sich am Lebensanfang des Menschen. Natürlich entzieht sich die Frage, wann und wie welcher Mensch sich zum Beginn seines Lebensweges anschickt, unserem Bewußtsein und unserer Steuerbarkeit. Hat aber dieser Lebensweg begonnen und ist die Befruchtung der Eizelle durch die Samenzelle erfolgt, dann ist das aufkeimende Leben schon wenig später den Augen und den anderen maschinell und chemisch erweiterten Sinnesorganen des Arztes zugänglich. Durch Hormonanalysen im mütterlichen Blut zunächst, dann durch Ultraschall-Messungen lassen sich genaue Berechnungen und Aussagen über den Entwicklungszeitpunkt des Embryos anstellen, auf Tage genau. Durch umfangreiche und ins einzelne gehende Forschungen ist uns bekannt, welcher Größe des Embryos welcher Tag der Schwangerschaft zuzuschreiben ist und zu welchem Zeitpunkt dann welche Organbildungen beim wachsenden Embryo stattfinden. Es gibt hierfür unzählige Tabellen und Nachschlagewerke. Es gehört zum medizinischen Wissensschatz, daß sich die Herzanlage des Embryos am 20. bis 22. Tag der Schwangerschaft bildet, und daß eine durch Ultraschall zu messende Scheitel-Steiß-Länge des Embryos von 5 bis 8 mm dem Alter von fünf Wochen entspricht. Zwei Millimeter mehr der sogenannten Scheitel-Steiß-Länge entsprechen gemäß den Normogrammen bereits einer weiteren Schwangerschaftswoche, wo wiederum andere Vorgänge im Embryo stattfinden. Noch in der Mitte der Schwangerschaft läßt sich durch Ultraschall-Messungen des Feten eine bis auf Tage genaue Vorausberechnung des planmäßigen Geburtstermines durchführen.

Mit diesen Betrachtungen aus dem medizinischen Blickwinkel sehen wir uns mit völlig verschiedenen Verhältnissen hinsichtlich des Zeitpunktes der Geburt und des Todes konfrontiert. Die Entwicklung des Kindes im Mutterleib und auch noch die Entwicklung des geborenen Kindes und Jugendlichen steht unter dem Primat der körperlichen Vorgänge, beim Erwachsenen sind die seelischen und geistigen Reifungsvorgänge vorherrschend.

Zwischen Geburt und Tod findet nun das statt, was wir als Biographie bezeichnen, als Lebenslauf des Menschen. Dieser Lebenslauf ist etwas Einmaliges und, wie der Fingerabdruck, unverwechselbar zu einem bestimmten Menschen gehörend.

Der anthroposophische Arzt Thomas McKeen erzählte in diesem Zusammenhang folgende Geschichte: »Der Sohn eines berühmten Psychologenehepaares bemerkte eines Tages, daß seine Eltern sein Verhalten fortwährend beobachteten, um das typische Verhalten seines Alters zu studieren. Dies kam bis zu dem Punkt, daß er eines Tages erklärte: Ich kann auch noch ganz anders sein. Später nannte er sich Günter Anders. Es ist für den anthroposophischen Arzt von so entscheidender Bedeutung, sich bewußt zu bleiben, daß jeder Patient diesen Teil in sich hat, der ganz anders ist, und daß die Verschiedenheit, die am Gesicht erscheint und im Laufe des Lebens immer deutlicher wird, daß diese Verschiedenheit sich auch in Begabung, seelischen Eigentümlichkeiten, körperlichen Proportionen und Reaktionsweisen, ja, bis in die physische Immunstruktur hinein ausdrückt. Jeder Patient ist in dieser Hinsicht ein ›Günter Anders‹, der Anspruch darauf hat, ganz aus sich und seinen Gesetzen behandelt zu werden. Dazu gehört vor allem auch die Möglichkeit der Teilnahme und des aktiven, lernenden Mitvollzuges an dem, was die Krankheit im Schicksal bedeutet.«[1]

Stellt man sich nun die Frage nach den Gesetzmäßigkeiten im Lebenslauf des Menschen, so lassen sich verschiedene Antworten darauf finden.

Gesetzmäßigkeiten von Körper, Seele und Geist

Betrachten wir eine Biographie und sollen darin Gesetzmäßigkeiten erkennen, so ist es eine ähnliche Aufgabe, wie wenn wir aus einem Kunstwerk die Gesetzmäßigkeiten des Schönen herausarbeiten sollten. Betrachten wir also ein Kunstwerk, nehmen wir z.b. eine der Arbeiten von Joseph Beuys, einen in Filz eingepackten Konzertflügel, versehen mit einem roten Kreuzeszeichen (»Infiltration homogen for grand piano« 1966), so haben wir es rein äußerlich mit einem in Filz eingenähten Konzertflügel zu tun, auf dessen einer Wange ein rotes Kreuz aufgenäht ist. Wir können uns diesem Kunstwerk nähern, indem wir uns zunächst mit der faßbaren und fühlbaren Stofflichkeit beschäftigen – in diesem Falle dem grauen, weichen, warmen Filz, der den Flügel umkleidet, und dem aus glatten Stofflappen genähten roten Stoff in Kreuzesform. Als weiterer Schritt können wir uns fragen, in welche Beziehung wir uns zu diesem Gebilde stellen können, was es in uns an Regungen und Assoziationen auslöst. Und als dritten Schritt können wir nun die Frage nach der Bedeutung, der Aussage, dem kunstgeschichtlichen Zusammenhang und überhaupt nach dem Sinn stellen, kurz gesagt, ob das Kunst ist.

Jedoch hinkt der Vergleich des Lebenslaufs des Menschen mit einem Kunstwerk, jedenfalls wenn wir ein fertiges, statisches Kunstwerk nehmen. Denn beim nur räumlichen Kunstwerk fehlt das Element der Zeitlichkeit, der Prozeß, der das Leben des Menschen prägt.

Künstler sind sich dieser Problematik bewußt, und der Vollständigkeit und Richtigkeit halber müssen wir zu oben genanntem Kunstwerk »Infiltration homogen for grand piano« ergänzen, daß dieser filzverpackte Konzertflügel von Joseph Beuys im Rahmen einer Aktion im Juli 1966 in die Aula der Düsseldorfer Kunstakademie hineingeschoben wurde und dann im Verlauf der Aktion mit Hilfe von Wandtafelzeichnungen, Erläuterungen und Darstellungen vom Künstler zu einem Zeitkunstwerk erweitert wurde.

In der darstellenden Kunst dieses Jahrhunderts ist das Phänomen der Zeitlichkeit entdeckt worden, hierzu gehören Aktionen wie die beschriebene von Joseph Beuys, aber auch Kunsthappenings, die den Zuschauer an der Entstehung des Kunstwerkes teilhaben lassen. Sprache und Musik und auch Bewegungskünste sind von vornherein mit dieser zeitlichen Dimension versehen.

Dies nur als Anregung, wie wir auf Zeitgestalt und Raumgstalt bei einem Kunstwerk, wie es in gewisser Hinsicht auch die menschliche Biographie ist, blicken können.

Auf inhaltliche Gesetzmäßigkeiten im Verlauf der Biographie, wie sie in der anthroposophischen Menschenkunde erarbeitet wurden, soll nun im weiteren eingegangen werden.

Rudolf Steiner beschreibt in seiner Theosophie[2] eine Gliederung des Menschen in seinem irdischen Leben; er besteht aus physischem Leib, Ätherleib, Astralleib; Empfindungsseele, Verstandes- und Gemütsseele, Bewußtseinsseele; Geist-Selbst, Lebens-Geist und Geistes-Mensch. »Dadurch nimmt der Mensch an den ›drei Welten‹ (des Physischen, Seelischen, Geistigen) teil. Er wurzelt durch physischen Körper, Ätherleib und Seelenleib in der physischen Welt und blüht durch das Geistselbst, den Lebens-Geist und Geistesmenschen in die geistige Welt hinauf. Der Stamm aber, der nach der einen Seite wurzelt, nach der anderen blüht, das ist die Seele selbst.«

Hierdurch sind die drei Konstituenten des Menschen eingeführt: Leib, Seele, Geist, und zugleich sind sie weiter differenziert. Diese Differenzierung bildet die Grundlage für die Darstellung einer Entwicklung im Lebenslauf, die bestimmten Gesetzmäßigkeiten, denen von Leib, Seele und Geist folgt.

In der Entwicklung und Beschaffenheit unseres Leibes sind wir am wenigsten individuell, wie eingangs für die Embryonalentwicklung beschrieben; hier finden sich die meisten Gemeinsamkeiten der Menschen untereinander, trotz aller Unterschiede.

So sind wir in unserer körperlichen Konstitution durch die Vererbung geprägt, äußerlich an Ähnlichkeiten, z.B. der Gesichtszüge mit denen unserer Vorfahren zu erkennen, innerlich – z.b. bei Erbkrankheiten nachgewiesen – bis in kleinste Variationen winziger Aminosäuresequenzen in den Chromosomen. Da unser Leib aber als Träger der seelischen und geistigen Individualität bezeichnet werden kann, ist es gerade für die anthroposophische Medizin von Bedeutung, wie diese Leiblichkeit beschaffen ist. Ob ein Mensch dick oder dünn, großköpfig, kleinköpfig, hochaufgeschossen oder kurzsichtig ist, um nur einige Phänomene zu nennen, gibt dem anthroposophischen Arzt Aufschluß über die körperlich-seelische Konstitution des Menschen. Sie hat im Lebenslauf Bedeutung, nicht nur für die Neigung zu Erkrankungen und der sich daraus ergebenden biographischen Aufgabenstellungen, sondern auch für einen umfassenden therapeutischen Ansatz, der die gesamte Entwicklung im Lebenslauf mit einbezieht.

In unsere seelische Konstitution mögen zwar auch noch Elemente der Vererbung hineinspielen. In der Entwicklung der Seelenfähigkeiten Denken, Fühlen und Wollen sind wir aber nur zum einen durch äußere Faktoren wie Familie, Umfeld, Schule geprägt, zum anderen aber sehr wohl in der Lage, diese Fähigkeiten selbst zu ergreifen und uns als Persönlichkeit aus Anlage und Umweltprägung zu erheben.

Die Fähigkeit zur geistigen Entwicklung, wie sie als Möglichkeit in uns liegt, ist nun ganz als persönliche, individuelle Fähigkeit in uns geborgen, und so lassen sich hier nur wenige allgemeine Gesetzmäßigkeiten anführen.

Wie sich Leib (physischer Leib, Ätherleib, Astralleib), Seele (Empfindungsseele, Verstandesseele und Bewußtseinsseele) und Geist (Geist-Selbst, Lebensgeist und Geistes-Mensch) im Lebenslauf entwickeln, sei nun im folgenden ausgeführt.

Die Jahrsiebte

In der anthroposophischen Menschenkunde Rudolf Steiners wird dargestellt, wie die Entwicklungsschritte des menschlichen Lebens in Jahrsiebten erfolgen. Diese Einteilung entspricht den Entwicklungsstufen des Menschen, wie sie sowohl in seiner leiblichen Entwicklung als auch in der seelischen und geistigen Reifung herausgearbeitet werden können, wenngleich besonders in der seelischen und geistigen Entwicklung die Zeitabschnitte nicht zu streng genommen werden dürfen.

Hier sollen die Entwicklungsstufen im Überblick und allgemein ohne Berücksichtigung individueller Besonderheiten dargestellt werden, Näheres zu den einzelnen Lebensabschnitten findet sich in den weiteren Kapiteln dieses Buches.

Im ersten Jahrsiebt des Menschen ist äußerlich imponierend die Leibesbildung, wie es eingangs am Beispiel der Embryonalentwicklung aufgezeigt wurde. Sie verläuft nach relativ allgemeingültigen Gesetzmäßigkeiten. Unsichtbar geschieht aber in diesen ersten Jahren die Einwohnung der Seele und des Geistes in den Leib, die beim Neugeborenen noch wie außerhalb dessen sind. So können wir in den ersten Lebensstunden und -tagen des Menschen noch einen »Zauber« an ihm wahrnehmen, der wie der Hauch eines Himmelswesens erscheint.

Im Laufe der ersten Monate und Jahre wird dann der Leib zunehmend ergriffen, wie wir es an der Entwicklung der Fähigkeiten des Gehens, des Sprechens und des Denkens beobachten können. Spätestens im dritten Lebensjahr kann das Kind dann »Ich« zu sich sagen; die Fähigkeit, sich an sich selbst zu erinnern, ist damit verknüpft.

Es stehen in diesem Lebensalter als Entwicklungsimpulse ganz im Vordergrund die Nachahmung, die Prägung. Seelische Eindrücke können in diesem Jahrsiebt noch leibbildend bis in die Stabilität der Organfunktionen hineinwirken. Auch können sich Sinneseindrücke und vor allem Gefühle beim Kind direkt leiblich als Affekte ausdrücken, was zeigt, daß ein geschützter, rein seelischer Innenraum noch nicht zur Verfügung steht. Das Wissen davon gibt ein anderes Verständnis für die Wichtigkeit, für Kinder eine Atmosphäre des Vertrauens und der Sicherheit, kurz: der Liebe, zu schaffen, wir können damit leiblich gesundend oder kränkend wirken.

Eng mit diesem physischen, sichtbaren Leib verknüpft ist der Bildekräfteleib oder ätherische Leib des Menschen, wie er in der anthroposophischen Menschenkunde genannt wird. So wie wir unseren physischen Leib als das Haus für unsere seelisch-geistige Individualität ansehen können, ist er unser leibaufbauender Architekt. Ihm verdanken wir die Fähigkeit zur Entwicklung und Verwandlung, zur Metamorphose, wie sie als Prinzip des Lebendigen von Goethe in seinen Forschungen zur Metamorphose der Pflanzen dargelegt wurde.

Beim Betrachten der menschlichen Entwicklung im Laufe des Lebens können wir sehen, wie sich die Tätigkeiten und Aufgaben dieses Bildekräfteleibes wandeln. Solange der Körper sich bildet – was natürlich das ganze Leben über der Fall ist, sicher aber zu Beginn des Lebens in ganz anderen Dimensionen als im Alter – wirken diese Bildekräfte leibbildend. Als Meisterstück dieser leibbildenden Kräfte gilt die Heranbildung unserer bleibenden Zähne mit dem Zahnschmelz als härteste Substanz des Körpers. Als äußerer Markstein für die Wandlung der Aufgaben der Bildekräfte im Menschen gilt der Zahnwechsel, der gleichzeitig die Schulreife signalisiert: die Bildekräfte entwickeln nun die dem Seelenleib zugehörige Fähigkeit des Denkens, und damit sind auch innere Veränderungen bemerkbar.

Das Kind wird zu Beginn des zweiten Jahrsiebtes schulreif, es kann in diesem Alter komplexere Zusammenhänge erkennen, rechnen, lesen werden möglich, auch soziale Zusammenhänge sind für das Schulkind dem Verständnis zugänglich. Es kann sich in eine Klasse einfügen, kann Schwächeren helfen und gelangt von der reinen Nachahmung zur Bildung einer Wechselbeziehung zwischen sich und dem anderen, die dann zur Wahrnehmung von wirklicher Autorität, insbesondere bei Eltern und Lehrern führt.

Wie das Denken nun in größeren Zusammenhängen erfolgt, erreicht auch das seelische Miterleben eine andere Tiefe, Emotionen treten auf. Dieses verstärkte Erleben führt zu ersten inneren Krisen, die Frage nach dem eigenen Selbst taucht erstmals etwa im 9. Lebensjahr auf. Dieser Entwicklungsschritt wird in der anthroposophischen Pädagogik als der sogenannte »Rubikon« bezeichnet, in Anlehnung an den Grenzfluß, den Julius Cäsar überschritt, um damit nach Feldzügen am Rande des römischen Reiches zur Eroberung der Macht im römischen Reich selbst aufbrechen. Es stellt sich in diesem Lebensabschnitt die Frage, ob der erste Schritt zu Freiheit und Selbstvertrauen gelingt, oder ob es zu Rückzug und Selbstverlorenheit kommt.

In dieser Zeit stabilisieren sich bemerkenswerterweise auch die Körperfunktionen, besonders im rhythmischen Bereich, was sich z. B. im Verhältnis von Puls und Atmung ausdrückt.

Mit der Pubertät, die das dritte Lebensalter einleitet, erfolgt die Geschlechtsreife und damit das Herausbilden der Polaritäten von Männlich und Weiblich im Körperlichen. Aber auch im Empfindungsleben führt dies zu neuen Seelenregungen, die in bisher unbekannter Art auftauchen. Wir lernen das kennen, was als Eigenschaften des Astralleibes in der anthroposophischen Menschenkunde bezeichnet wird: Begierden ergreifen uns, Leidenschaften tauchen auf in ihren Polaritäten: »himmelhoch jauchzend, zu Tode betrübt«. Auch das Gedankenleben erhält eine neue Qualität: Wir stellen uns alles Mögliche vor, was wir sind, was wir werden wollen und wie die Welt beschaffen ist. Vieles, was uns später leitet, taucht jetzt zum ersten Mal auf und beeinflußt uns zum Teil lebenslang.

In die Zeit nach dem 18. Lebensjahr fällt dann ein wichtiges Ereignis: Die Volljährigkeit beginnt, wir können im äußeren Leben selbst über uns bestimmen. Interessanterweise ereignet sich in dieser Zeit die Wiederholung einer kosmischen Konstellation, der sogenannte erste Mondknoten, auf den später näher eingegangen werden soll. Es ist die Zeit der weiteren Lebensausrichtung, Berufswahl und erste Lebensplanung finden statt. Die körperliche Entwicklung findet einen Abschluß, der Mensch ist »ausgewachsen«, andere Entwicklungsmöglichkeiten treten nun in den Vordergrund.

Die darauffolgende Zeit, die Zeit der Seelenreife in den Jahren zwischen dem 21. und 42. Lebensjahr, könnte man als mittlere Lebensjahre bezeichnen, als das mittlere Drittel, wo wir in drei Stufen unsere seelische Mitte ausbilden können.

Im ersten Abschnitt, bis etwa 28, lernen wir unsere Begierden und Leidenschaften neu kennen: Wir können ihnen als nun erwachsener Mensch bewußt, selbstbewußt nachgehen und dadurch Entdeckungsreisen machen, die uns zu eigenen Erfahrungen verhelfen. Diese Erfahrungen machen uns klüger, aber auch nüchterner, sei es im Persönlichen, sei es im Beruflichen, sei es überhaupt in der Sicht der Welt. Rudolf Steiner bezeichnet die Entwicklung dieser Fähigkeiten als die Heranbildung der Empfindungsseele, und das bedeutet, daß die Fähigkeit, bewußt mit Empfindungen umgehen zu können, in dieser Entwicklungsphase sich herausbildet. Damit zusammenhängend sind wir aber zunehmend gefordert – bildhaft gesprochen –, selbst Gastgeber zu sein für diesen Empfang der Empfindungen und die Gäste, die zu uns kommen, auszuwählen und das Zusammensein mit ihnen zu gestalten.

Denn etwa um das 28. Lebensjahr herum kommt ein Wendepunkt in der Lebensentwicklung: Unser mitgebrachtes Vermögen, unsere Talente sind aufgebraucht, die Geschenke, die wir ins Leben mitbekommen haben, werden uns – soweit wir sie nicht in Gebrauch haben – entzogen, sie verblassen einfach. Wir müssen selbst nun bilden und gestalten, müssen uns um unsere Verhältnisse kümmern, uns orientieren und dazu brauchen wir Verstand, müssen Zusammenhänge verstehen lernen und uns nüchterne Gedanken darüber machen, müssen abwägen, wie es nun weitergehen soll.

So entwickelt sich im Lebensabschnitt zwischen etwa dem 28. und 35. Lebensjahr die Fähigkeit der Verstandesseele, die uns neu in das Leben hineinstellt, nun ohne den Zauber der Jugendlichkeit. Ingeborg Bachmann beschreibt diese Wende in ihrer Erzählung »Das dreißigste Jahr«, die mit folgenden Worten beginnt: »Wenn einer in sein dreißigstes Jahr geht, wird man nicht aufhören, ihn jung zu nennen. Er selber aber, obgleich er keine Veränderungen an sich entdecken kann, wird unsicher; ihm ist, als stünde ihm es nicht mehr zu, sich für jung auszugeben. Und eines Morgens wacht er auf, an einem Tag, den er vergessen wird, und liegt plötzlich da, ohne sich erheben zu können, getroffen von harten Lichtstrahlen und entblößt jeder Waffe und jeden Muts für den neuen Tag ...«[3]

Zwischen dem 35. und 42. Lebensjahr ungefähr kann sich nun die Bewußtseinsseele ausbilden. Nach den Lehr- und Wanderjahren können wir Meister werden über unsere Seelenqualitäten, die in Denken, Fühlen und Wollen bestehen. Wir können bewußt daran arbeiten, eine ausgereifte seelische Mitte zu bekommen, indem wir uns klar werden, wie Denken, Fühlen und Wollen bei uns ausgeprägt sind, und dann an deren ungehobelten Anteilen arbeiten. Zu Beginn dieser Zeit der Bewußtseinsseele fällt der zweite Mondknoten, astronomisch berechenbar mit 37 Jahren, 2 Monaten und 18 Tagen, der uns hilfreich sein kann, die zu bearbeitenden Anteile herauszufinden. Der Impuls zur Entwicklung eines auf das eigene innere Streben gerichteten Plans im Rahmen der weiteren Lebensgestaltung ist damit verbunden und kann mehr oder weniger bewußt erlebt werden.

Nach etwa dem 42. Lebensjahr beginnt die Lebensphase, in der die geistige Entwicklung in den Vordergrund treten kann. Wie die körperliche Entwicklung von selbst und allgemein bei allen Menschen stattfindet, in der seelischen Entwicklung große Unterschiede und Besonderheiten auftreten können und auch sie nicht ganz ohne eigenes Zutun erfolgt, so ist die geistige Entwicklung noch viel mehr eine Möglichkeit als eine Gesetzmäßigkeit. Voraussetzung für diese geistige Entwicklung ist ein geläutertes Seelenleben, d.h. wirklich Herr im eigenen inneren Haus zu sein und aus dieser inneren Sicherheit heraus nun nach außen, über sich hinaus, d.h. in zwischenmenschliche und überpersönliche, größere Zusammenhänge als Gestaltender treten zu können. Die Stufen der geistigen Entwicklungsfähigkeit sind in der anthroposophischen Menschenkunde noch differenziert. Zunächst kann sich das Geist-Selbst herausbilden, etwa in der Zeit bis zum 49. Lebensjahr. Diese Zeit kann eine erste Blütezeit der eigenen Fähigkeiten und Möglichkeiten bedeuten, sich schöpferisch im Leben zu verwirklichen.

Dann tritt eine Wandlung ein, der Abschnitt der Entwicklung des Lebensgeistes folgt in den Jahren zwischen etwa dem 49. und 56. Lebensjahr. Wieder liegt ein Mondknoten in dieser Zeit, astronomisch festgelegt mit 55 Jahren, 9 Monaten und 27 Tagen, eine Erinnerung an die ursprünglich gesetzten Ziele, die nun in den nächsten Jahren noch erfüllt oder aber versäumt werden können. Bei der Frau bedeutet dies zumeist die Neuorientierung nach den Wechseljahren mit der Besinnung auf frühere Lebenspläne, beim Mann kann beruflich oder privat sich ein neuer Impuls durchsetzen, der oftmals entscheidende Veränderungen mit sich bringt. Als letzte Stufe der Entwicklung kann die Ausbildung der Qualität des Geistesmenschen erfolgen. Es kann diese Qualität etwa ab dem 56. bis 63. Lebensjahr entstehen. Das äußere Leben kommt oft nach dem Erreichen eines Höhepunktes (»der 60. Geburtstag«) langsam zur Ruhe, Anlagen für eine geistige Orientierung, d.h. für die Wahrnehmung eines geistigen, nicht sinnlichen Zusammenhanges unseres Menschseins mit den Weltgesetzen können gebildet werden, »Weisheit« kann entstehen, mehr als die Tat ist nun der Rat gefragt.

Da hinein öffnet sich nun der letzte Lebensabschnitt, das Alter, der seine Bedeutung darin hat, daß man als Mensch für etwas steht: für sein gelebtes Leben, für all die Erfahrungen und Erlebnisse, für das Miterleben zeitgeschichtlicher Ereignisse. Wir können davon etwas erahnen bei der Betrachtung der Gesichtszüge, der Physiognomie des alten Menschen, die auch bei einem schwer pflegebedürftigen und vielleicht geistig verwirrten Menschen sprechend sind. Sie – die Physiognomie – gibt uns immer einen Anhalt dafür, wie der Mensch sein Leben und sich selbst gestaltet hat, und kann auch eine Hilfe sein zur Entwicklung von Ehrfurcht und Achtung vor dem alten Menschen, vor der gereiften Persönlichkeit.

Die Darstellung der Lebensphasen in dieser allgemeinen Form beruht auf der anthroposophischen Menschenkunde, die von Rudolf Steiner begründet wurde. Die einzelnen Lebensstufen sind von verschiedenen Autoren aus pädagogischer und medizinischer Sicht bearbeitet worden[4] und bilden eine Grundlage zum Verständnis des Menschen und seiner Entwicklung in leiblicher, seelischer und geistiger Hinsicht.

Kosmologische Gesichtspunkte

Nicht beantwortet durch die vorhergehenden Ausführungen ist die Frage, wie es zu solchen Gesetzmäßigkeiten im Lebenslauf kommt. An dieser Stelle sei eingefügt, daß gemäß der anthroposophischen Menschenkunde die einzelnen Jahrsiebte unter dem Einfluß der Planetenwirksamkeiten unseres Sonnensystems stehen. Und so wie die Sonne der Mittelpunkt unseres Sonnensystems ist, so ist ihrem Einfluß auch der mittlere Lebensabschnitt zwischen dem 21. und 42. Lebensjahr unterstellt. Das erste Jahrsiebt mit seiner Wachstums- und Aufbauphase ist dem Mond zugeordnet, das zweite Jahrsiebt der Merkurwirksamkeit. Das dritte Jahrsiebt mit dem Freiwerden des Astralleibes wird von den Einflüssen der Venus geführt, gefolgt dann von der mittleren Lebensphase unter dem Einfluß der Sonnenkräfte. Das Jahrsiebt des Geistselbst mit seiner Fähigkeit, in der sozialen Gestaltung nach außen zu treten, wird von den Marskräften geleitet, die Entwicklung des Lebensgeistes wird von den Kräften des Jupiter geführt, der Geistesmensch schließlich entwickelt sich unter dem Einfluß des Saturn.

Wie hat man sich diese Wirksamkeiten nun vorzustellen, da sie der sinnlichen Wahrnehmung nicht zugänglich sind? Eine Möglichkeit – neben der Beschäftigung mit den geisteswissenschaftlichen Forschungen Rudolf Steiners – ist die Beschäftigung mit den astronomischen Gesetzmäßigkeiten und Eigenschaften der Planeten. Erwähnt seien hier die wechselnde Morgen- und Abendsichtbarkeit von Venus und Merkur, die Bindung unseres Jahreslaufs an die Änderung der Stellung von Erde und Sonne. Unsere Jahresfeste sind nach dieser Stellung ausgerichtet (Ostern, Johanni, Herbstanfang – Michaeli – und Weihnachten). Rudolf

Steiner greift dies in seinem »Seelenkalender«[5] auf, der uns mit seinen Wochensprüchen durch die Stimmungen des Jahres führt. Dieses große Thema kann hier nur angeschnitten werden, für weiteres sei auf die angegebene Literatur verwiesen.[4,6] Der Mensch als Erdenbewohner steht durch die Weltentwicklung in Zusammenhang mit den Naturreichen, d.h. Mineralien, Pflanzen und Tieren. Die Erde selbst nun ist Teil unseres Planentensystems, das von der zentralen Lage der Sonne bestimmt wird. Unser Sonnensystem ist Teil des gesamten Sternenhimmels, des Kosmos. Der Ausschnitt des Sternenhimmels, vor dem sich die Bewegungen von Mond, Sonne und Planeten abspielen, wird als Tierkreis bezeichnet.

Wenn wir nun auf die großen Gesetzmäßigkeiten im menschlichen Leben schauen, so kann sich unser Blick einerseits zum Himmel richten, und, indem wir uns mit den Gesetzmäßigkeiten der Astronomie beschäftigen mit ihren planetarischen Rhythmen und Konstellationen sowie ihren Stellungen vor dem Tierkreis, können wir uns andererseits vorsichtige Gedanken über die Zusammenhänge zwischen Mensch und Kosmos bilden. Die große Gefahr dieser Beschäftigung liegt in der Bildung zu rascher gedanklicher Verbindungen von Makrokosmos (Weltall) und Mikrokosmos (Mensch). Wie Sonne und Mond, um nur zwei Beispiele zu nennen, mit ihren Rhythmen und Wirkenskräften Einflüsse auf unser Leben ausüben, ist in seinem Wahrheitskern nur einer tiefen und intensiven Beschäftigung zugänglich. Im Werke Rudolf Steiners finden sich hierzu viele Hinweise.[7] Im folgenden sei einer dieser Zusammenhänge aufgrund seiner Bedeutung herausgegriffen.

Die Mondknoten

Ein Phänomen, das sich häufig als ein relativ faßbares und deutliches Ereignis in Biographien findet, sind die sogenannten Mondknoten, richtigerweise zu bezeichnen als identische Mondknoten. Die Besonderheit dieser astronomischen Ereignisse besteht darin, daß nicht nur eine einzige Planeten- oder Tierkreiswirksamkeit zum Ausdruck kommt, sondern ein Zusammenklang von Gesetzmäßigkeiten von Mensch, Erde, Sonne, Mond und Tierkreis.

Wenn wir morgens oder nachmittags an den Himmel schauen und – wie es manchmal zu beobachten ist – Sonne und Mond gleichzeitig am Himmel sehen, und wenn wir uns dann noch vorstellen, auf welchen Bahnen diese beiden Himmelskörper jeweils laufen, so merken wir, daß diese Bahnen vor dem Hintergrund des Fixsternhimmels bzw. des Tierkreises nicht parallel gehen, sondern in einem Winkel zueinander stehen. Die Bahnen würden sich deshalb schneiden, wären Sonne und Mond nicht ca. 150 Millionen km voneinander entfernt. Diese gedachten Schnittpunkte der Mondbahn mit der Sonnenbahn bezeichnet man als Mondknoten. Aufgrund der Bewegungen der Himmelskörper und der Verschiebung ihrer Bahnen zueinander vor dem Fixsternhimmel erfolgen diese »Knoten« der Bahnen von Sonne und Mond erst nach einem Zeitraum von 18 Jahren, 7 Monaten und 9 Tagen wieder genau an der gleichen Stelle bezogen auf den Fixsternhimmel. So daß für den Menschen gilt, daß nach Ablauf genau dieser Zeitepoche nach seiner Geburt die Schnittpunkte der Bahnen von Mond und Sonne in der gleichen Stellung zum Tierkreis wie bei der Geburt stehen, ein Ereignis, das sich in dem genannten Zeitraum von 18 Jahren, 7 Monaten und 9 Tagen wiederholt, man spricht dann vom 1., 2., 3. usw. Mondknoten.

Der Zeitpunkt des sozusagen identischen Mondknotens, wie er sich im angegebenen Zeitraum wiederholt, erscheint kosmologisch als Wiederholung der Geburtskonstellation. Für den Menschen kann dabei eine Art Echo auf die ursprünglichen Motive und Impulse zu Beginn des Erdenlebens gesehen werden. So können die Mondknoten als Momente der geistigen Befruchtung hervortreten, sie können aber auch verbunden sein mit leiblicher Gefährdung oder Erkrankung.

Es gibt natürlich eine Vielzahl von weiteren kosmologischen und planetarischen Rhythmen, die Wirkungen auf unsere menschliche Existenz haben – immer unter Berücksichtigung der Tatsache, daß der Mensch die Möglichkeit zur Freiheit in sich trägt, siehe Günther Anders – und nie aus solchen Gesetzmäßigkeiten allein erklärt werden können. So ist der Mensch Teil der physischen Welt und hat teil an ihren Gesetzmäßigkeiten, den Gesetzmäßigkeiten von Stoff und Form. Betrachtet man weiterhin die unentwegte Bildung des Körpers während des Lebenslaufes, so erkennt man die Phänomene von Bewegung und Prozeß, d.h. räumliche und zeitliche Abläufe in ihren Gesetzmäßigkeiten. Als Seelenwesen geht der Mensch von seinem eigenen Mittelpunkt aus und lebt in bezug auf sich und andere in den Gesetzmäßigkeiten von innen und außen, Makrokosmos und Mikrokosmos. Als Beispiel für diese kosmologische Verbindung ist auf die Mondknoten hingewiesen worden.

Jeder Mensch eine Gattung

»So, wie die physische Ähnlichkeit der Menschen klar vor Augen liegt, so enthüllt sich dem vorurteilslosen geistigen Blicke die Verschiedenheit ihrer geistigen Gestalten. – Es gibt eine offen zutage liegende Tatsache, durch welche dies zum Ausdrucke kommt. Sie besteht in dem Vorhandensein der Biographie eines Menschen. Wäre der Mensch bloßes Gattungswesen, so könnte es keine Biographie geben. Ein Löwe, eine Taube, nehmen das Interesse in Anspruch, insofern sie der Löwen-, der Taubenart angehören. Man hat das Einzelwesen in allem wesentlichen verstanden, wenn man die Art beschrieben hat. Es kommt hier wenig darauf an, ob man es mit Vater, Sohn oder Enkel zu tun hat. Was bei ihnen interessiert, das haben eben Vater, Sohn und Enkel gemeinsam. Was der Mensch bedeutet, das aber fängt erst da an, wo er nicht bloß Art- oder Gattungs-, sondern wo er Einzelwesen ist. Ich habe das Wesen des Herrn Schulze in Krähwinkel durchaus nicht begriffen, wenn ich seinen Sohn oder seinen Vater beschrieben habe. Ich muß seine eigene Biographie kennen. Wer über das Wesen der Biographie nachdenkt, der wird gewahr, daß in geistiger Beziehung jeder Mensch eine Gattung für sich ist«.[8]

Wenn jeder Mensch, wie Rudolf Steiner hier beschreibt, für

sich selbst eine Gattung ist, so trägt er auch die Gesetzmäßigkeiten seiner Gattung in sich. Jeder Mensch hat demzufolge Gesetzmäßigkeiten, deren Ursprung in ihm selbst liegen. Wir können diese eigene Gesetzmäßigkeit erahnen, wenn wir uns damit beschäftigen, welche Anforderungen und Fragen sich uns im Leben stellen, wenn wir uns fragen, warum wir uns manchmal in verschiedenen Zeiten und an anderen Orten in ähnlichen Konstellationen hinsichtlich der persönlichen Beziehungen oder hinsichtlich innerer Fragestellungen wiederfinden. Hier führt uns unser Blick nun nicht zum Himmel, zu den kosmologischen Zusammenhängen, sondern zu den Zusammenhängen, die zwischen uns und den anderen Menschen, denen wir begegnen und mit denen wir in Beziehung treten, bestehen. Auch hier kann man, wie in der Astronomie, von Konstellationen sprechen, von menschlichen Konstellationen. Viele Forschungen sind in dieser Richtung unternommen worden, nicht zuletzt beschäftigt sich die Psychoanalyse intensiv mit diesem Gebiet der Beziehungen: Vater, Mutter, Geschwister usw.

Diese Beziehungsverhältnisse können als ein tragisches Gefängnis betrachtet werden, jedoch wird durch die geisteswissenschaftliche Tatsache der Reinkarnation, der wiederkehrenden Erdenleben, ein völlig neuer und befreiender Aspekt hinzugefügt: diese lebensbestimmenden Begegnungen und Verhältnisse mit anderen Menschen sind nicht zufällig, sondern sind Wandlungen von Verhältnissen, die in einer früheren Inkarnation bestanden oder die sich auf die folgende Inkarnation auswirken. In der anthroposophischen Terminologie spricht man hier von karmischen Zusammenhängen.[9] Folgt man diesen Gedanken, so werden menschliche Beziehungen und Verhältnisse mit ihren Schwierigkeiten aus dem Seelisch-Triebhaften erlöst und stellen sich vor einem ganz anderen Hintergrund dar: dem der schicksalhaften Verbundenheit.

Aus diesen Verhältnissen heraus können wir ahnend erkennen, daß unser Leben insgesamt unter einer besonderen Aufgabenstellung steht, wir können sie erreichen oder verfehlen, aber sie ist unsere Lebensaufgabe, und die tragen wir in uns.

Vergleichen wir unseren Lebenslauf mit der Fahrt eines Schiffes von einem Hafen über das offene Meer zu einem anderen Hafen.

Der Kapitän muß sein Schiff kennen, seine Mannschaft, muß Kenntnisse über Wind, Wetter und Wasser haben und muß zu jedem Zeitpunkt seinen Standort genau bestimmen können.

Wenn wir die Gesetzmäßigkeiten unseres Lebenslaufes kennen, jeweils wissen, wo wir uns befinden und wo wir hin wollen, so sind wir navigationsfähig und können – wenn nötig – Kursänderungen durchführen.

MARKUS TEICHLER

Biographie als Kunstwerk – oder:
Das Individuelle in der Biographie

»Jeder Mensch hat seinen Weg, und jeder Weg ist richtig. Und es gibt, glaube ich, jetzt fünf Milliarden Menschen und fünf Milliarden richtige Wege. Das Unglück der Menschen ist eben, daß sie den Weg, den eigenen, nicht gehen wollen, immer einen anderen gehen wollen. Sie streben zu etwas anderem, als sie selbst sind. Es ist ja jeder eine große Persönlichkeit, ob der da malt oder zusammenkehrt oder schreibt. Die Leute wollen immer etwas anderes. Das ist das Unglück der Welt, 98 Prozent, oder geben wir noch 1 Prozent dazu …«
Thomas Bernhard

Ein Kunstwerk entsteht als Unikat, als einmaliges Original. Es hat seine volle Wirkung auf den Menschen, als Betrachter oder Zuhörer, nur im Original. Und wenn es beliebig oft reproduzierbar und vervielfältigt ist, kommt keine Kopie dem Original an Ausstrahlung gleich. Ein Kunstwerk ist einmalig.

Entsprechend ist es auch mit der Biographie. Jeder Mensch ist einmalig, morphologisch, physiologisch, psychologisch und biographisch. Er lebt sich selbst, sein Ich, in seiner Lebensgeschichte – er »schreibt« als Original die »Schrift seines Lebens«, seine Biographie. Jeder Mensch ist der Autor seiner Lebensschrift, ob als Novelle, Roman oder Gedicht. Er ist der Komponist seiner Lebensmelodie, der Maler seines Lebensbildes, der Bildhauer seiner Lebensform, der Schauspieler seiner Lebensrolle in seinem Lebensdrama. So kann man mit Joseph Beuys sagen: Jeder Mensch ist ein Künstler, ein Künstler seines Lebens – jede Biographie ist ein Kunstwerk.

Wie entsteht ein Kunstwerk?

Aus Ahnung und Anstrengung, Versuch und Gewißheit, Ernst
und Spiel, Sinn und Form, Gestaltung und Bewegung, Gefühl und
Gedanke, Wunsch und Wille, Weiche und Stärke, Absicht und
Ziel, Möglichkeit, »Zufall« und Notwendigkeit entsteht ein
Werk, das mehr ist als die Summe aller seiner Bestandteile und
Absichten, das mehr enthält, als sein Schöpfer weiß und wollte,
und das in seiner Vollendung auch immer etwas anderes ist, als es
in der Vorstellung des Schöpfers war. Ein Produkt aus Materie
und Phantasie, Willkür und Widerstand, Freiheit und Gesetz,
Ahnung und Notwendigkeit, Gefühl und Erkenntnis, Wille und
Spiel. Ein Kunstwerk ist ein Gebilde, das in seinem Sein über die
Zeit hinausweist. Es wächst aus der Zukunft in die Gegenwart
hinein und prägt uns seine Vergangenheit auf, die unsere Zukunft
ist, indem wir es erleben. In der Kunst liegen die Wurzeln der
Zukunft der Menschheit. Kreativität, künstlerisches Schaffen ist
der Weg, die Methode zu diesen Wurzeln. In der Biographie liegen die Wurzeln der Zukunft jedes Menschen verborgen. Es gilt,
zu diesen Wurzeln zurückzugehen, bis zu ihnen vorzudringen,
sie freizulegen, ihnen Nahrung zu geben, sie selbst und von ihnen
aus den gesamten Lebensbaum in seiner Gestalt zu erkennen, mit
seinen Ästen und Verzweigungen, seinen Blättern, Blüten und
Früchten zu den verschiedenen Zeiten.

»Denn das was die Kunstwerke unterscheidet von allen anderen
Dingen, ist der Umstand, daß sie gleichsam zukünftige Dinge
sind, Dinge, deren Zeit noch nicht gekommen ist. Die Zukunft,
aus der sie stammen ist fern« (R. M. Rilke).

Das Kunstwerk ist abhängig vom Wesen des Künstlers, seinem
Temperament und Charakter, aber auch von dem Material, dem

Stoff, aus dem es geschaffen werden soll. Die Technik der künstlerischen Arbeit richtet sich nach diesen beiden Gegebenheiten.

Der Künstler kann, je nach seiner Wesensart, verschieden mit seinem Material und seiner Idee umgehen; und gerade in diesem Wie, in der Art und Weise, der Qualität, der Phantasiekraft, der Wesensart seines originären, kreativen Schaffensprozesses liegt das Einmalige und Individuelle des Kunstwerks. Nicht im Stoff, nicht im Thema, nicht in der künstlerischen Technik, nicht in der Idee und nicht im Stil der Zeit. Allein im Wie der Verwirklichung; wie sich eine Idee mit dem Stoff verbindet, wie sich die Materie durch den künstlerischen Prozeß dem Geist, der Idee nähert.

»Worauf es mir in meiner Arbeit vor allem ankommt, das ist die Idealität, die sich hinter der scheinbaren Realität befindet. Ich suche aus der gegebenen Gegenwart die Brücke zum Unsichtbaren –« (Max Beckmann).

Das geschaffene Kunstwerk, ob fragmentarisch oder vollendet, enthält und zeigt, offenbart und verbirgt zugleich die Anliegen des Künstlers, was ihn bewegt und was er bewegt, wie er bewegt und wie er gestaltet, was er erlebt und wie er erlebt, was er kann und wie er ringt und ob er kämpft. Ein Kunstwerk ist immer ein Ausdruck des Künstlers, seines Wollens und seines Wesens, offensichtlich und mystisch. Es ist mehr als das Wissen des Künstlers und aller Konsumenten zusammen. Es ist eine Spur von der Begegnung zwischen Ich und Welt, zwischen Psyche und Soma, zwischen Seele und Gesellschaft, zwischen Mensch und Mensch, zwischen Person und Kosmos.

Um ein Kunstwerk schaffen zu können, muß der Künstler einiges beherrschen. Er muß Fähigkeiten im Umgang mit Phantasie und Gestaltungswillen haben, muß künstlerische Techniken erlernen und üben. Ebenso muß er die Eigenschaften, Möglichkeiten und Gesetzmäßigkeiten der Materialien kennen, mit denen er arbeitet.

Das gleiche gilt nun für jeden Menschen, der nicht schlafend oder vegetierend, sondern wach und wollend, d.h. gestaltend mit seinem Leben, seiner Biographie umgeht. Auch er muß die Gesetze seines »Materials« kennen und sich Fähigkeiten im Umgang mit den »Techniken« des Lebens in Gesundheit, Krise und Krankheit, allein, in Partnerschaft, in Beziehungen und in Gesellschaft erwerben, er muß sie erlernen und üben.

Qualität in der Biographie: Leben und Zeit

In der Biographie geht es

1. um die Gesetze des Lebens:
um die Polarität
von Leben und Sterben,
von Entstehen und Vergehen,
von Bewegen und Stillstand;
um den Rhythmus, der zwischen den Polaritäten ausgleicht und verbindet, und um die Steigerung, die durch den Rhythmus der Polaritäten entstehen kann.

2. Um die Gesetze der Zeit:
die Zeit erscheint in den fließenden Zeitströmen der Vergangenheit, der Gegenwart und der Zukunft, die vom Menschen unterschiedlich erlebt werden.
Beide, Leben und Zeit zusammen, bilden die Lebenszeit, die für den Menschen zusätzlich im Sinne einer Steigerung der Polaritäten von Vergangenheit und Zukunft, von Wissen und Wollen noch die Qualitäten von Entwicklung, Wandlung und Reifung hat.

In der Natur fließt kein Fluß geradlinig, sondern bildet von sich aus, den eigenen Strömungsgesetzen folgend, meanderartige Biegungen und Kurven. Dazu kommen, als Anpassung an die Landschaft, Verbreiterungen oder Verengungen, die Verlangsamung oder Beschleunigung des Fließens zur Folge haben; es können Stauungen, Stromschnellen oder Wasserfälle auftreten.

Ähnlich ist es auch beim Lebensstrom der Biographie: Wir kennen Biegungen und Stauungen, Hindernisse und steile Abfälle, Abstürze, Stillstand und Beschleunigungen. Und jeder Strom fließt, mitgetragen von anderen Flüssen und Strömen, ins Meer.

In der menschlichen Biographie nennen wir die den gemächlichen Fluß des gesunden Lebens verändernden Einflüsse, die bestimmenden Lebensereignisse: prägende Begegnungen, Krisen, Unfälle, Krankheiten und Schicksalsschläge. Das alles ereignet sich in der Zeit, die zwischen Quelle und Mündung, zwischen Geburt und Tod, zwischen Entstehen und Vergehen zur individuellen Lebenszeit des Menschen wird, der Lebenszeit, die in jedem Moment der Gegenwart eine Vergangenheit und eine Zukunft hat: Eine Vergangenheit im Leben, an die wir uns erinnern können, die wir hervorholen können aus dem Vergessen in unser Bewußtsein; eine Vergangenheit, über die wir erinnernd wissen, nachsinnen und nachdenken können; eine Vergangenheit, an die wir uns bis etwa zu unserem dritten Lebensjahr selbst erinnern können. Darüber hinaus können wir uns nur berichten lassen über die ersten Lebensjahre bis zur Geburt, über die Geburt hinaus, die vorgeburtliche Entwicklung im Mutterleib bis zur Zeugung und Empfängnis. Darüber hinaus gibt es Ahnungen, aber auch geisteswissenschaftliche Berichte über eine geistige Präexistenz vor der Zeugung und Befruchtung. Und noch weiter zurück reicht die Vergangenheit des Menschen in ein früheres Erdenleben.

Anders ist unser Verhältnis zur Gegenwart, in deren Moment es darauf ankommt, nicht nur nachdenklich erinnernd oder nachsinnend wissend, sondern wirklich geistesgegenwärtig zu sein, und das heißt wach und bewußt erlebend in der Gegenwart zu stehen, zu empfinden und zu fühlen. Nur in der wachen Empfindung, in dem bewußt erlebten Gefühl, sind wir wirklich geistesgegenwärtig, d.h. mit unserem wachbewußten Geist in der Gegenwart anwesend. Mit unseren Gefühlen stoßen wir an den Strom der Vergangenheit und können in ihn untertauchen und die polaren Qualitäten von Erinnern und Vergessen erleben. Was aus diesem Strom der Vergangenheit in der Erinnerung uns wach bewußt wird, kann im Nachdenken Gegenstand unseres Wissens werden.

Mit unserem Fühlen stoßen wir aber auch auf den Strom der Zukunft, der uns entgegenkommt. Tauchen wir empfindsam fühlend in diesen Zukunftsstrom ein, so können wir in unserer Seele Ahnungen erleben, die sich bis zu einem Gefühl von Gewißheit dem Kommenden gegenüber verdichten können. So reicht unser ahnungsvolles Fühlen auch bis in die Zukunft unserer jetzigen Biographie hinein.

Wieder anders ist unser Verhältnis zur Zukunft. Wir können sie nicht erinnern und nicht wissen, wir können über sie im wörtlichen Sinne nicht – nachdenken, sondern müssen, um ihr gerecht zu werden – vordenken. Das können wir entwerfen und planen, je nachdem, wie wir wollen. Im Wollen sind wir der Zukunft am nächsten. Wir können die Zukunft nur über das Wollen prägen. In der Zukunft zeigt sich dann, ob wir das von uns Gewollte verwirklicht haben, ob wir es vergessen, versäumt oder darauf verzichtet haben. Über das Wollen, das zu Handlungen führt, oder auch unverwirklicht bleibt, können wir unsere Zukunft mitgestalten und mitbestimmen.

So entstehen, indem der Mensch bewußt in seiner Lebenszeit drinnen steht und in seiner Seele die Anknüpfungspunkte an Vergangenheit, Gegenwart und Zukunft aufgreift und innerlich verarbeitet, die drei Seelenqualitäten des Denkens in bezug auf die Vergangenheit, des Fühlens in bezug auf die Gegenwart und des Wollens in bezug auf die Zukunft.

Diese drei innerseelischen Fähigkeiten haben zwei Berühungsqualitäten mit der Welt; eine aufnehmende, rezeptive Beziehung zur Welt über die Sinnesorgane in den Sinneswahrnehmungen und eine handelnde, produktive Beziehung im Tun und Lassen, in den Handlungen und im Verhalten der Welt gegenüber.

Psychische Qualitäten und Biographie

Was haben diese Seelenfähigkeiten mit der Biographie zu tun? In der aufnehmenden, rezeptiven Beziehung des Menschen zur Welt, in den Wahrnehmungen und Erfahrungen, in den Ereignissen und Erlebnissen liegen die Eindrücke der menschlichen Seele, die uns ernähren, prägen und bilden. Dazu gehören Erziehung, Bildung und Ausbildung, Sozialisation, soziales Milieu, kulturelle und religiöse oder weltanschauliche Zugehörigkeit.

In dieser Begegnung wird die Welt im Menschen zum Bild. Zu einem Bild, das ihn prägt, das er aber in seiner Seele bearbeiten und umgestalten, verwandeln, auflösen und neu gestalten kann, indem er daran seine psychischen Fähigkeiten Denken, Fühlen und Wollen aktiviert.

Die zweite Berührungsqualität mit der Welt ereignet sich als Antwort auf die ersten beiden geschilderten Schritte der Wahrnehmung und der inneren Verarbeitung und Umgestaltung. Dieser dritte Schritt ist das menschliche Verhalten, sein Tun und Lassen, sein Bewegen und Gestalten. Damit greift er mit seinem Bild und je nach seinem Bild in die Welt ein, versucht es der Welt einzuprägen und die Zukunft zu gestalten.

In diesen Schritten wird *Biographie*, persönliche, individuelle Lebenszeitgestaltung. In den drei Schritten:

dem aufnehmenden, prägenden, bildenden Leben;
dem aktiv verarbeitenden, denkenden, fühlenden und wollenden Leben, das unser gelebtes Leben und Verhalten ist;
in dem gewollten, aber verwandelten, vergessenen, versäumten oder verzichteten Leben.

Das so erfüllte oder ungelebte Leben wird aber in jedem Fall am Ende ein vollendetes sein. Denn auch ein Leben, das seiner Form nach Fragment bleibt, ist mit dem Tod in dieser Inkarnation vollendet.

Wenn so aus der Verwirklichung der Seele in ihren Begegnungen mit der Welt in Wahrnehmung und Handlung menschliche Lebenszeitgestaltung wird, ist das sichtbarer, erlebbarer und sich wandelnder Ausdruck des sich entwickelnden menschlichen Charakters.

Was das Wesen des Menschen ausmacht, ist die Freiheit, mit seinem Denken, Fühlen und Wollen umzugehen, wie er will, mit seinen Wahrnehmungen, Erlebnissen und Ereignissen zu machen, was er will und kann, und von seinen Absichten, Plänen und

Zielen zu verwirklichen oder zu verwerfen, was er will. Zu all dem kann er sich eine innere Einstellung und Haltung entwikkeln, kann sein Erleben, sein Wollen, sein Tun und Lassen abwägen und beurteilen, so daß er letzten Endes in seiner anspruchvollsten und schönsten Ausgestaltung aus Einsicht so sein kann, wie er will – verwirklichen oder verzichten, verwandeln und sich für die Zukunft Neues vornehmen.

Nicht in den einzelnen Errungenschaften oder Fähigkeiten, in den einzelnen Schritten oder Prozessen des menschlichen Seelenlebens oder der menschlichen Biographie liegt die Einmaligkeit des Menschen, sondern in der Verwirklichung der ganzen Lebensgestalt.

In dieser Gestaltung sind wir alle Künstler. Auch wenn nicht jeder Mensch ein Lebenskünstler ist, so ist er doch der kreativ schaffende, gestaltende und umgestaltende Schöpfer seiner Lebenszeitgestalt, der Biographie. Jeder Mensch ist ein Künstler seiner Biographie.

Dieser kreative Gestaltungsprozeß, der das ganze Leben andauert, ist von Rhythmen und Phasen begleitet und überlagert, die ihn prägen können im Sinne von Krise und Chance, von Verlangsamung oder Beschleunigung, von Hemmung oder Förderung. Immer ist es ein Begegnen und ein sich gegenseitig bedingendes Wechselverhältnis zwischen individueller biographischer Gestaltung und überindividuellen biographischen Gesetzen, das sich in jedem Menschen anderes ereignet.

»Je schwerer sich ein Erdensohn befreit, je mächt'ger rührt er uns're Menschlichkeit« (C. F. Meyer).

Hilfen in der Biographie

Krankheiten, körperliche oder seelische, treffen den Menschen meist ungewollt und ungeplant; aber sie überkommen ihn nicht, weil sich zufällig ein Ziegel aus dem Dach löst und den Menschen aus heiterem Himmel in seiner Existenz trifft, oder weil wir zufällig einem Schwarm Bakterien oder Viren begegnen, der uns überfällt und überwältigt, sondern Krankheiten kommen, weil der Mensch sie braucht. Weil er durch Krankheiten etwas lernen, erfahren, nachholen, ausgleichen oder vorbereiten kann, wozu uns eben Krankheiten Hilfen sein können. Auch wenn diese Hilfen – wie ein Nachsitzen in der Schule oder ein Nachhilfeunterricht – unangenehm und ärgerlich sein können oder wie eine Prüfung schwer und schmerzhaft erlebt werden, so können sie doch auch als Herausforderung und als ein Weckruf an die eigene Selbstgestaltungskraft in der Biographie verstanden werden.

Dies kann ich oft in meiner psychotherapeutischen Arbeit mit kranken Menschen, seien sie körperlich oder seelisch krank, erleben. Dabei ist das Individuelle daran nicht, daß ein Mensch krank wird oder welche Krankheit er bekommt oder wann er sie bekommt und auch nicht, wie sie verläuft und ausgeht, sondern was der einzelne Mensch aus dem Durchleben einer Krankheit oder einer Krise für sich herauszieht, an Einsicht, Erkenntnis oder Entschlüssen.

So berichtete mir ein fünfzigjähriger Patient nach einer monatelangen, schweren Depression: »Was ich in den letzten Monaten an Erkenntnis und Bewußtseinserweiterung erlebt habe, habe ich mein ganzes Leben vorher nicht erlebt – und das ist es auf jeden Fall wert gewesen!«

Dagegen äußerte sich ein jugendlicher Patient, ebenfalls in einer akuten schweren depressiven Phase, folgendermaßen: »Ich möchte wissen, was diese Erkrankung von mir will, – was muß ich ändern, was kann ich überhaupt tun, daß ich nicht immer wieder depressiv werde?«

Ein Patient, Mitte fünfzig, der aus einem aktiven und besonders produktiven beruflichen Leben heraus nach einigen für ihn gravierenden Versagenserlebnissen eine schwere existentielle Depression bekam, äußerte sich beim Abschluß der psychotherapeutischen Behandlung und nach Abklingen seiner Krankheit über seine gewonnene biographische Einsicht: »Ich fühle mich jetzt wieder wie früher, wie der Alte; ich kann jetzt genau wieder so weitermachen, wie ich vor der Erkrankung aufgehört habe. Es geht wieder alles mit der gleichen alten Leichtigkeit und mit dem alten Schwung. Aber aus meiner jetzigen Erfahrung und Einsicht kann ich sagen: So wie vorher, will ich jetzt nicht mehr – ich will etwas verändern! Während der Depression dachte ich, ich müsse etwas verändern, weil es nicht mehr so weitergehen könne wie vorher. Jetzt muß ich nichts mehr verändern, denn es könnte so weitergehen – aber ich will etwas verändern. Ich will mein Leben neu in die Hand nehmen. Aber ohne dabei den Beruf zu wechseln.«

Solche Einsichten kommen nicht »automatisch« mit einer Erkrankung oder deren Überwindung. Sie liegen auch nicht im Wesen der Krankheit begründet, sondern im Wesen des Menschen, der durch die Fähigkeit des Leidens an einer Krankheit oder in einer Krise in seinem Bewußtsein auf sich selbst gelenkt ist und dieses Bewußtsein mit therapeutischer Hilfe aus seiner Krankheitsgebundenheit befreien und zu einer Steigerung der Selbsterkenntnis führen kann.

Ein solcher Schritt, durch Krankheit und Leiden zu mehr Selbsterkenntnis zu gelangen, die dann nicht Rückzug von der Welt, Selbstaufopferung oder Resignation bedeutet, sondern gerade den Willen zur Wandlung, zu einer neuen Selbstwerdung, ja unter Umständen zum »Aufgeben unserer Existenz, um zu existieren« (J. W.Goethe) herausfordern kann, solche Schritte sind eine harte Arbeit für den Betreffenden.

Ganz am Anfang ihrer Krankheit äußerte sich eine etwa dreißigjährige Patientin mit Mamma-Carzinom folgendermaßen: »Ich verstehe gar nicht, daß ich Krebs bekommen habe, – ich dachte immer, Krebs bekommen nur die anderen.«

Diese Patientin war zunächst nicht motiviert, sich durch ihre Erkrankung auf einen Selbsterkenntnisprozeß einzulassen.

Eine andere Patientin gleichen Alters und mit der gleichen Erkrankung konnte im Rahmen der ambulanten psychotherapeutischen Nachbetreuung von sich sagen: »Ich habe durch diese Krankheit und die Therapie so viel erfahren und gelernt, daß ich dadurch in meiner Entwicklung viel weitergekommen bin als andere Menschen in meinem Alter und in meinem Bekanntenkreis, die nicht krebskrank sind, sondern irgend etwas anderes haben.«

Dagegen konnte eine Anfang vierzigjährige depressive Patientin auch im Laufe der Behandlung nicht zu einer tragenden Einsicht oder Bewußtseinserweiterung kommen, sondern blieb bei der Feststellung: »Warum muß ich eigentlich diese Krankheit haben – das verstehe ich nicht – das gibt doch keinen Sinn!«

Eine dreißigjährige Patientin mit Asthma bronchiale verstand ihre Krankheit als eine eindeutige Aufforderung, daß sie bisher immer etwas falsch gemacht habe und endlich etwas an sich verändern müsse, aber: »Wie muß ich mich ändern, um besser zurechtzukommen mit mir und den Mitmenschen?«

Eine fünfundzwanzigjährige Patientin mit der gleichen Erkrankung eines, in diesem Fall aber wesentlich schwereren Asthma bronchiale, kam zu der Erkenntnis: »Ich möchte lernen, mit mir und meinen Gefühlen so umgehen zu können, daß ich die Krankheit überwinden kann, daß ich sie nicht mehr brauche. – Denn bisher hat die Krankheit mir dazu verholfen zu erkennen, daß ich da was ändern muß. – Aber wie?"

Die Frage nach dem Wie ist die entscheidende Frage an den psychotherapeutischen Prozeß. Während sich die Frage nach dem Was aus dem von der Krankheit angeregten reflektierenden Selbsterkenntnisprozeß ergibt, bleibt die Frage nach dem Wie zunächst offen und wird für den Patienten zu einer drängenden Suche, die in einem psychotherapeutischen Prozeß immer aufgegriffen und bearbeitet werden sollte. Denn die Arbeit an dieser Frage kann den Patienten tatsächlich zu dem von ihm erstrebten Ziel hinführen, zu einer Wandlung und Veränderung alter Gewohnheiten, ja, seiner »alten Existenz«, um zu einer neuen Gestaltung seines Lebens, zu einer »neuen Existenz« zu finden.

Auch wenn eine andere Asthma-Patientin im Rahmen einer akuten Asthma-Erkrankung ganz offen von sich sagt: »Ich will diese Krankheit einfach nicht mehr haben – ich kann nichts ändern – es geht nicht …«, so bedeutet eine solche in akuter Not ausgesprochene Resignation durchaus nicht, daß es keinen therapeutischen Weg der Einsicht und Wandlungsfähigkeit gäbe. Es zeigen uns solche Beispiele vielmehr deutlich, daß der Prozeß einer therapeutischen Besinnung, zu einer Einsicht für künftige Veränderungen zu kommen, eine der anspruchsvollsten und schwersten Aufgaben eines kranken Menschen an sich selbst ist. Auf diesem Wege werden viele Kranke immer noch viel zu sehr allein gelassen, so daß sie bei dem Versuch, sich auf neuen Wegen zurechtzufinden, immer wieder stolpern oder in Verirrungen geraten. Neue Krisen oder wiederholte Krankheitsphasen sind häufig Ausdruck dafür.

Ein psychotherapeutischer Weg, der sich aus der akuten Krankheitssituation fortsetzt und den Patienten weiter begleitet, der gemeinsam mit ihm die Sprache seiner Krankheit zu entschlüsseln sucht und die Ausdrucksgestalt der Krise oder Krankheit im Rahmen der Gesamtbiographie zu berücksichtigen und einzuordnen bemüht ist, dient der Entwicklung und Selbstwerdung des Menschen. Das kann gelingen unter Einbeziehung der Vergangenheit, die angeschaut und aufgearbeitet werden kann, der Gegenwart mit der akuten Krankheits- oder Krisensituation, die angenommen werden soll, und der nicht vorhersehbaren, aber zu gestaltenden Zukunft.

Ein solcher biographisch-entwicklungsorientierter psychotherapeutischer Weg arbeitet im Rahmen einer Einzeltherapie vorzugsweise mit drei Qualitäten, die der Patient im Laufe des therapeutischen Prozesses zunehmend entwickeln lernt:

1. mit der Erinnerung,
2. mit der Vergegenwärtigung,
3. mit der Selbst- und Zukunfts-Gestaltung

Dabei können wir nach meiner Erfahrung mit diesem Weg fünf Stufen, die sich an der Erinnerung orientieren, aber alle drei Zeitqualitäten mit einbeziehen, unterscheiden. Diese fünf Stufen werden zu den biographischen-therapeutischen Grundfragen, die freilich im therapeutischen Gespräch nicht so formuliert werden, wie ich sie hier zusammenfasse:

1. Einfache und lokale Erinnerung: *Was war, wo was war.*
2. Qualitative Erinnerung: *Wie was war.*
3. Freie willkürliche zeitliche und qualitative Erinnerung: *Wann was war im zeitlichen Zusammenhang* und *wie was war* und *wie man dabei war.*
4. Persönliche und bewußte Erinnerung und Vergegenwärtigung im Zusammenhang von Ereignis und Selbstidentität. *Wer (und wie) man war und geworden ist!*
5. »Zukunfts-Erinnerung«: Sich seiner selbst in der Vergegenwärtigung der Vergangenheit an das zu erinnern, was für die Zukunft noch zu tun ist, d.h.: ich erinnere mich an das, was ich noch tun will, an das, was ich mir vorgenommen hatte. Sich erinnern, *wer und wie man selbst werden will in Zukunft.*

Mit solchen Fragen umzugehen, allein im stillen, im partnerschaftlichen Gespräch oder in einem therapeutischen Prozeß, sich überhaupt auf solche Fragen einlassen zu können, zeigt, wo das Individuelle und Einmalige in der Biographie zu suchen ist: in der Selbstwerdung.

MARKUS TREICHLER

Entzündung und Sklerose im Lebenslauf

Lebenslauf

»Größers wolltest auch du, aber die Liebe zwingt
All' uns nieder, das Leid beuget gewaltiger,
Doch es kehret umsonst nicht
Unser Bogen, woher er kommt.
Aufwärts oder hinab! Herrschet in heiliger Nacht,
Wo die stumme Natur werdende Tage sinnt,
Herrscht im schiefesten Orkus
Nicht ein Grades, ein Recht noch auch?
Dies erfuhr ich. Denn nie, sterblichen Meistern gleich,
Habt ihr Himmlischen, ihr Alleserhaltenden,
Daß ich wüte, mit Vorsicht
Mich des ebenen Pfads geführt.
Alles prüfe der Mensch, sagen die Himmlischen,
Daß er, kräftig genährt, danken für alles lern'
Und verstehe die Freiheit,
Aufzubrechen, wohin er will.«
Friedrich Hölderlin

Entzündung und Sklerose sind polare Krankheitstendenzen, deren physisch-leibliche Qualitäten, nämlich Auflösen und Verhärten (griechisch: skeroo = verhärten) wir auch in der uns umgebenden Natur entdecken können. So können wir in dem Naturvorkommen von Regengüssen und nachfolgender Überschwemmung mit Auflösung und Umwandlung der physisch-irdischen Stofflichkeit eine Entzündungstendenz in der Natur erkennen, wie umgekehrt in den Naturereignissen von Trockenheit und Dürre, die Phänomene von Austrocknung, Verhärtung und Ablagerung ganz im Sinne einer sklerotischen Krankheitstendenz auftreten.

Auch unabhängig von solchen Einseitigkeiten, die in der Natur meist mit geographischen Bevorzugungen auftreten, finden wir Verhärtung bei jedem Schritt in der Natur; überall, wo wir gehen und stehen, haben wir festen Boden unter uns, nämlich den mineralischen Anteil der Erdrinde. Unter geologischen Gesichtspunkten ist es bekannt, daß der Hauptbestandteil der Mineralien der Erdrinde aus Sedimentärgestein besteht, worunter ganz verschiedene Gesteine, wie z.b. Kalk, Steinsalz, kohlegemengte Steine, kristallinische Schiefer und Gesteine zu verstehen sind (Ton und Sandsteine). Und fast allen dieser Gesteinsarten ist gemeinsam, daß sie sich aus dem wäßrigen Milieu durch Ablagerung in verschiedenen Schichten herausgebildet haben. So lernen wir von der Natur am Beispiel der Geologie, der Gesteinsbildung, daß sich aus dem wäßrigen Element, aus einem gelösten Zustand mineralische Bestandteile absondern, an den Rändern ablagern und dort verhärten und im Laufe der Entwicklung zu den festen Gesteinsschichten der Erdrinde werden. In bezug auf die Erdgeschichte sind diese festen Mineralien, die wir heute kennen, typische Alterserscheinungen der Erde. Sie sind durch einen allgemeinen Verhärtungs- und Ablagerungsprozeß aus einem ursprünglich wäßrig-gelösten und ehemals belebten Zustand herausgelöst und haben sich verfestigt.

Verhärtungen solcher Art begegnen wir in der belebten Natur, in der Regel vergesellschaftet mit Austrocknung, Ablagerung und einer Tendenz zur Leblosigkeit, zum Toten.

Auch im Bereich der belebten Natur, auf der Ebene der Pflanzen, kennen wir Verhärtungen und Ablagerungen. Die Pflanzen nehmen in ihren Säftestrom Mineralsalze aus der Erde in gelöstem Zustand auf. Bei den Bäumen, also Pflanzen, die besonders alt werden können, erleben wir, wie diese anorganischen mineralischen Stoffe sich nach außen absondern und in ihrer Rinde als sinnvollen Schutz nach außen ablagern und verhärten. Auch die Rindenbildung im Pflanzenreich entspricht also einem Sklerosierungsprozeß im Sinne von Ablagerung und Verhärtung aus dem ehemals gelösten Zustand.

Aber auch die gegenteilige Tendenz, nämlich zu Auflösung und Umschmelzung, in der pathologischen Bezeichnung der Entzündung, finden wir neben dem Bild der Regengüsse und Überschwemmungen mit Erdauflösung im Pflanzenreich, und zwar in der Blütenbildung, einer Region gesteigerten Stoffwechsels mit Farbbildungs- und Wärmeprozessen in den Blütenblättern und im Innern von Blüte und Frucht. Diese pflanzlichen Organe haben die Eigenschaft, bei Tier und Mensch insbesondere das Sinnes- und Empfindungsleben anzusprechen.

Verfolgen wir die Tendenzen von Sklerose und Entzündung noch einen Schritt weiter, so finden wir im höheren Tierreich, bei den Wirbeltieren, als markanten Verhärtungsprozeß die Knochenbildung, die Skelettbildung. Das Tier hat im Unterschied zur Pflanze einen organisierten Stoffwechsel, kann sich fortbewegen, hat Empfindungsfähigkeiten mit der Möglichkeit, auf Sinneswahrnehmungen zu reagieren, und bei zunehmender Höherentwicklung einen unabhängigen Wärmeorganismus. Über das normale Maß des Stoffwechsels hinausgehend, finden wir im Tierreich erstmals die Möglichkeit zu entzündlichen Erkrankungen, also eine ins Pathologische reichende Steigerung eines normalen Auflösungs- oder Umschmelzungsprozesses; wobei das Vollbild der Entzündungskrankheit erst bei den höher entwickelten Säugetieren auftritt.

»Immerhin zeigt die vergleichende Pathologie der Entzündung, daß nur höhere Daseinsstufen, also warmblütige Säuger, imstande sind, das gewebliche Vollbild einer allergischhyperergischen Entzündung entstehen zu lassen.«[1]

Interessanterweise verhält es sich bezüglich der Gefäßsklerose ganz ähnlich. So kommt z.B. die Koronarsklerose, also Verhärtung der Herzkranzgefäße, nur bei wenigen hochentwickelten und sensibel reagierenden Tieren vor und kann dort auch Krankheitswert besitzen, so z.B. bei den Delphinen und Tümmlern, bei Papageien, schnellfüßigen Antilopen und bei den Schimpansen; alles empfindlich reagierende Lebewesen mit hohen Pulsfrequenzen, für die eine Gefäßsklerose Krankheitsbedeutung besitzt, während sie bei manchen anderen Tieren, wie z.B. Walen zwar eine typische Alterserscheinung darstellt, aber ohne einen besonderen Krankheitswert ist.

Es gibt also die sklerotischen und die entzündlichen Prozesse oder Tendenzen, die wir als pathologische Erscheinungen vom Menschen kennen, bereits als natürliche, als in der Natur vorkommende Extremtendenzen oder Zustände, als sinnvolle Prozesse im Pflanzenreich sowie im Tierreich und dort erstmals mit der Möglichkeit zur Entgleisung bis in die krankhafte Einseitigkeit und Übertreibung. Krankheitswert bekommen die Übersteigerungen von Auflösung und Verhärtung im Sinne von Entzündung und Sklerose aber erst im höheren Tierreich.

Studieren wir diese beiden polaren Tendenzen beim Menschen, so finden wir in der menschlichen Organisation die Lebensstufen des Mineralischen, des Pflanzlichen und des Tierischen repräsentiert, dabei aber selbstverständlich immer durchdrungen von dem spezifisch Menschlichen, das diese Entwicklungsstufen der drei Naturreiche einbettet in die Gesamtheit des menschlichen Organismus und der menschlichen Individualität und ihnen im Rahmen der menschlichen biographischen Entwicklung einen jeweils besonderen Stellenwert zuordnet.

Schauen wir zunächst auf ein dem Mineralisierungsprozeß entsprechendes Verhärtungsgeschehen im menschlichen Organismus, so finden wir in der Knochenbildung einen physiologischen, d.h. gesunden Ablagerungs- und Verhärtungsvorgang, wie er der Gesteinsbildung im Mineralreich der Erde oder der Rindenbildung im Pflanzenreich entspricht. In der Embryologie unterscheiden wir zwei verschiedene Knochenentstehungen; die primäre und die sekundäre bzw. die desmale und die chondrale Knochenbildung. Bei der desmalen Bildung entstehen die Knochen primär aus Bindegewebe, bei der sekundären oder chondralen Verknöcherung hingegen aus dem zuerst gebildeten Knorpel und allmählichen Ersatz desselben durch Knochengewebe. Dies ist der Fall bei allen Röhrenknochen, also dem Extremitätenskelett und der Wirbelsäule; während die primäre, bindegewebige Verknöcherung bei den sogenannten Plattenknochen stattfindet, d.h. in erster Linie bei den Schädelknochen (mit Ausnahme der Schädelbasis, die chondral sekundär verknöchert wie die Wirbelsäule).

Die zeitlich früheste Erscheinung einer Verknöcherung im menschlichen Organismus finden wir bei den Gehörknöchelchen des Innenohrs, die bereits im vierten Embryonal-Monat zu verknöchern beginnen, so daß die ersten vollständig verknöcherten Bildungen im Bereich des Innenohres entstehen. Ihre Knochenbildung entspricht der primären bindegewebigen Knochenbildung, wie dies dann auch bei den Schädelknochen der Fall ist.

Unter dem Gesichtspunkt der extrem frühen Verknöcherung der Innenohr-Knöchelchen nimmt es nicht wunder, daß eine häufige sklerotische Erkrankung, die schon frühzeitig im Laufe der Biographie in Erscheinung treten kann, nämlich die Otosklerose – die knöcherne Fixierung des Steigbügels und die dadurch bedingte Schalleitungsschwerhörigkeit, ein sehr wahrscheinlich erbliches Leiden, das 10% der weißen Erdbevölkerung betrifft – gerade an dieser Stelle der ersten physiologischen Knochenbildung im menschlichen Organismus auftritt. Die Schwerhörigkeit im Rahmen einer Otosklerose beginnt in der Regel bereits im dritten Lebensjahrzehnt manifest zu werden, gelegentlich sogar schon unmittelbar nach der Pubertät. Das ist für eine sklerotische Erkrankung sehr früh, zeigt sich aber auch hier in jedem Falle nach der Phase des allgemeinen großen Aufbaus und Körperwachstums, das nach der Pubertät, gegen das 18. Lebensjahr, im wesentlichen seinen Abschluß findet.[2]

Die Schädelknochen sind ebenfalls weitaus früher fertig als die Skelettknochen. Dies entspricht dem unterschiedlichen Wachstum von Kopf und Körper im Laufe der menschlichen Entwicklung. Kopf und Gehirn haben ihre Hauptentwicklungs- und Wachstumsphase in der Embryonalzeit und, was die Größenausstattung betrifft, noch in der frühen Kindheit. Der Kopf nimmt bei Neugeborenen genau 1/4 der Gesamtkörpergröße ein, während er beim ausgewachsenen Menschen mit 18 Jahren genau noch ein Achtel der Gesamtköpergröße ausmacht.

Auch im Innern des Schädels, im Gehirn, finden wir die Eigenschaft früher und schneller Entwicklung und einer sehr früh beginnenden Alterung.

Die Zahl der menschlichen Gehirnzellen ist mit einhundert

Milliarden Zellen berechnet worden. Diese einhundert Milliarden Zellen haben sich alle im Laufe der neunmonatigen Embryonalperiode, während der Schwangerschaft, entwickelt. Es findet also in dieser kurzdauernden Entwicklungsperiode ein ungeheuer früh einsetzendes und überaus aktives und vitales Lebens- und Wachstumsgeschehen statt, das, unter der Voraussetzung einer linearen Entwicklung, bedeutet, daß in jeder Minute der neunmonatigen Schwangerschaftszeit zweihundertfünfzigtausend Gehirnzellen gebildet werden. Nach der Geburt wird keine einzige Nervenzelle des Gehirns mehr neu gebildet, und auch die Regenerationsfähigkeit der Zellen des Zentralnervensystems wird verschwindend gering. Das Zentralnervensystem ist somit ein Organ, das anfangs sehr schnell wächst, sehr früh fertig ausgebildet ist und dann eben seine eigene Vitalität und Regenerationsfähigkeit weitgehend aufgibt als Preis für den hohen Gewinn der Bewußtseinsentwicklung und des Denkens.

Beschreiben wir die Tendenzen, die von Kopf und Zentralnervensystem ausgehen, noch etwas weiter, so handelt es sich dabei nicht nur um eine Hemmung von Wachstum, Vitalität und Regeneration, sondern auch um ein Zurücknehmen von Bewegung, um einen Entvitalisierungs-, einen Ablagerungs- und Verhärtungsprozeß, letzten Endes einen langsamen Absterbevorgang.

Wir können im ersten Resümee feststellen, daß offensichtlich Ablagerungs-, Verhärtungs-, Sklerosierungsprozesse in ihrer Tendenz von Kopf und Gehirn ausgehen, wo sie innerhalb der menschlichen Organisation ihre primäre und stärkste Erscheinungsform haben.

Die gegenteilige Tendenz zu Bewegung, Auflösung und Umschmelzung beobachten wir vorzugsweise in der Stoffwechselregion der Bauchorgane, insbesondere des Verdauungstraktes.

Während im Kopfbereich die Tendenzen zu Ruhe, Kühle, Ablagerung und Bewahrung, Festhalten und Definieren vorherrschen, herrschen im Bereich der Stoffwechsel- und Verdauungsorgane ständige rhythmische, peristaltische Beweglichkeit, fließende Auflösungs- und Umschmelzungsprozesse, Regenerationsvorgänge, Stoffwechseltätigkeiten.

Innerhalb des Magen-Darm-Traktes finden wir am Beispiel der Vitalität und Regenerationsfähigkeit der dortigen Organzellen eine besonders ausgeprägte Polarität zum Zentralnervensystem.

Das Darmsystem mit seiner Gesamtlänge von ungefähr 6 Metern, erreicht durch die Bildung von Darmzotten eine Vergrößerung seiner Resorptionsoberfläche um das Tausendfache im Vergleich zu einem gleich langen Rohr, so daß die Darmoberfläche ca. 450 qm Oberfläche entspricht. Diese über 400 qm Darmepithel werden innerhalb des gesamten Darmtraktes in der Zeitdauer von nur zwei Tagen vollständig erneuert! Im Darm ist also eine ständige Bewegung, eine Auflösung, ein Wechsel, ein Umschmelzen und eine Neubildung vorhanden. In diesen Vorgängen haben wir den physiologischen Prozeß der Entzündung, der als gesunder Verdauungsvorgang für den Menschen in diesem Organbereich unverzichtbar ist.

In Kopf und Bauch, in Gehirn und Darm haben wir unter dem Gesichtspunkt von Sklerose- und Entzündungstendenzen im Menschen jene zwei Organsysteme gefunden, die diese beiden Tendenzen zu Ablagerung und Auflösung, zu Verhärtung und Umschmelzung, zu Entvitalisierung und Regeneration in besonders ausgeprägter Form verwirklichen. Sie erfüllen in dieser einseitigen Ausgestaltung lebenswichtige Vorgänge und haben für den Menschen keinerlei Krankheitswert. Krankhaft und unter Umständen gefährlich wird eine solche Tendenz erst, wenn sie sich in ein anderes Organsystem überträgt, was als Auflösungsprozeß im Gehirn einer Gehirnentzündung (Encephalitis) entspricht oder am Beispiel der gehemmten oder herabgelähmten Bewegung des Darmes zum Krankheitsbild des Ileus (Darmverschluß) führen würde.

Aber auch die Übersteigerung eines Prozesses am richtigen Ort ist als Krankheitstendenz durchaus möglich und ist in Form verschiedener Entzündungskrankheiten im Bereich des Verdauungssystems durchaus bekannt.

Die Lebensvorgänge, die wir tatsächlich im zentralen Nervensystem vorfinden, können wir als ersterbendes und bewahrendes Leben beschreiben, dem sowohl in physiologischer wie in psychologischer Hinsicht eine frühzeitig beginnende Tendenz zu Ablagerung und Verhärtung, zu Unbeweglichkeit und Erstarrung innewohnt.

Ähnliche Ablagerungs- und Verhärtungs- und Absterbeprozesse sind aber auch dem normalen Alterungsprozeß des menschlichen Organismus zu eigen. Der Pathologe Rössle sagte dazu: »Was wir an Wachstum verlieren, jedoch an Differenzierung gewinnen, nennen wir Reifung. Die Reifung zahlen wir mit dem Tode.« Verlust an Vitalität und Wachstum entspricht also einem Gewinn an Differenzierung und Reifung, an geistiger Entwicklung, an Bewußtsein und der Fähigkeit des Denkens. Diese Entwicklung ist ein Prozeß, den wir mit dem Sterben bezahlen und dessen Krönung und Höhepunkt wir im Tode erleben als einen Schritt zu einem erweiterten Bewußtsein. Der Preis für diesen Prozeß sind die Alterungsvorgänge in Gestalt von Ablagerung und Verhärtung, der Sklerosierung.

Die Vitalität und die Lebensprozesse im Verdauungssystem haben dagegen ganz andere, polare Eigentümlichkeiten: eine permanente Bewegung, Wechsel- und Austauschvorgänge im Bereich der im Flüssigen gelösten Stofflichkeit, ein ständiges, fließendes und strömendes Leben in wäßrigem Zustand, ein Hin- und Herströmen, ein Überwinden und Auflösen und Angleichen, ein Ab- und Aufbauen, mit einem Wort, es ist ein ständiges Verdauen, ein Stoffwechselgeschehen. Dabei ist bemerkenswert, daß diese Prozesse üblicherweise ohne unser Bewußtsein vonstatten gehen. Begleitet sind sie vielmehr von einem mehr oder weniger dumpfen, angenehmen oder unangenehmen Lebensgefühl, dessen Qualität unter Umständen, wenn es sich in einer einseitigen Form manifestiert, wie z.B. in der Obstipation oder in einer Durchfalltendenz, sich durchaus auf die Stimmungs- und Gedankenqualität des Menschen auswirken kann, wie auch umgekehrt bestimmte Darmerkrankungen die Denk- und Konzentrationsfähigkeit oder die emotionale Belastbarkeit beeinträchtigen können.

Die typischen Charakteristika der Lebensprozesse im Darm gehen mit Wärmeentstehung einher. Diese Qualitäten finden wir alle wieder, wenn sie in etwas vereinseitigter oder übermäßiger Form in den Entzündungskrankheiten erscheinen. Hippokrates hat bereits im 4. vorchristlichen Jahrhundert die Situation folgendermaßen beschrieben: »Die Darmschleimhaut ist ein Organ im Zustand der physiologischen Entzündung.« Wir können dazu noch bemerken, daß im Dickdarm schließlich sogar fremde Lebewesen, Bakterien, physiologischerweise leben, was wir als Darmflora bezeichnen und was in seinem Vorhandensein keinerlei Krankheitswert besitzt, sondern vielmehr für eine gesunde Funktion des Darmes notwendig ist.

In der heutigen wissenschaftlichen Sprache der Medizin heißt es bei dem Pathologen Dörr: »Die entzündlichen Prozesse haben physiologische Vorbilder; diese liegen in den Vorgängen des enteralen Stoffumsatzes.« (Also der Verdauung innerhalb des Darmes). Und der ältere Pathologe, R. Rössle, sah in der Entzündung direkt einen parenteralen Verdauungsvorgang außerhalb des Darms, innerhalb von Organgewebe.

Tatsächlich ist dieser Vergleich von Entzündung und Verdauung nicht weit hergeholt, sondern sehr naheliegend, wenn wir bedenken, wie eine Entzündung häufig zustande kommt: ein Reiz von außen, sei er unbelebter Herkunft (mechanisch, physikalisch oder chemisch), oder häufiger von belebter Herkunft (Bakterien, Vieren oder Pilze) dringt in den Körper ein. Der Organismus erlebt dieses Ereignis als einen Reiz, auf den er antwortet, indem er versucht, den Eindringling abzuwehren, und zwar zuerst einmal durch einen akuten Flüssigkeitsstrom (Blut); dabei werden hormonähnliche Substanzen (Chinine) freigesetzt, und Teile aus dem Blut sondern sich ab. Durch den vermehrten Blutstrom kommt es zur lokalen Rötung, zu Schwellung und Wärmung (Rubor, Kalor und Tumor). Daraufhin tritt ein Stillstand des Blutabflusses im Bereich der Entzündung ein, und weitere flüssige Bestandteile aus Blut und Gewebe umgeben die Eindringlinge. Auf diese Weise entsteht ein Oedem, eine Schwellung, die wir das entzündliche Exudat nennen. Innerhalb dieses Komplexes versuchen die vom Organismus an die Gefahrenstelle der Eindringlinge ausgeschwemmten Zellen und

Substanzen den Eindringling zu verdauen, um ihn unschädlich zu machen. Dabei entsteht ein Bewußtsein von diesem Geschehen, das wir Schmerz nennen. Dieser Schmerz deutet auf die vorhandene Gefahr für die Unversehrtheit des Körpers hin.

Eine akute Entzündung ist ein sinnvoller Vorgang des Organismus zur Abwehr eines eingedrungenen Krankheitserregers, der unser seelisches Empfinden in verschiedener Weise an den Körper bindet und beeinträchtigt.

Wir können verschiedene Arten der Entzündungen unterscheiden:

1. Seröse Entzündung, z.B. Schnupfen,
2. Fibrinöse Entzündung, z.B. Lungenentzündung,
3. Eitrige Entzündung mit viel Leukozyten, wie z.B. ein Furunkel,
4. Hämorrhalgische Entzündung mit viel Erythrozyten,
5. Nekrotisierende Entzündung mit größerem Gewebezerfall bei Abwehrschwäche (Agranulozytose)

Eine akute Entzündung verläuft nicht schleichend und unbemerkt, sondern wir sind mit Leib und Seele dabei und erleben insofern unter Umständen sehr heftig diese organische Reaktion, als sie eine leiblich sinnvolle Antwort ist auf einen Reiz, der für die Unversehrtheit des Organismus eine Gefahr darstellt. Auf einen Reiz reagieren und antworten zu können, ist eine Eigenschaft, die nur beseelten Lebewesen zukommt. Es überrascht uns jetzt nicht mehr, wenn wir mit berücksichtigen, daß das Vollbild einer Entzündung, wie oben schon angedeutet, erst bei den höher entwickelten Tieren auftreten kann, die ein bis zu einem entsprechenden Maß entwickeltes Seelenleben haben.

Was nun die Sklerose betrifft, so sehen wir eine übertriebene Tendenz zur Verhärtung und Ablagerung in dem Vorgang der Kalkablagerung, den wir in erster Linie bei Organen mit einer physiologisch ausgeprägten Tendenz des abbauenden Lebens finden. Ganz allgemein ist dies offensichtlich so, daß, wie der Pathologe Hamperl schreibt, »wir sehr häufig Verkalkungen von Geweben beobachten, deren Lebenstätigkeit erheblich herabgesetzt ist.

Hierzu gehören neben dem Gehirn in erster Linie das Bindegewebe und die Gefäße, besonders die Arterien. Die Arteriosklerose ist insofern ein repräsentativer Fall eines Skleroseprozesses: Verminderung der Elastizität führt zu Verhärtung der Intima- (und Media)-Wand der Arterien, dazu kommt noch eine Bindegewebsvermehrung, Fetteinlagerung und Kalkablagerung in die Gefäßinnenwände. Dabei kann es nicht nur zu der sogenannten Verkalkung von Gefäßen kommen, sondern sogar zu regelrechten Verknöcherungen von Arterien, was wir insbesondere von der Bauchaorta kennen.«[3]

Die Arteriosklerose stellt vorzugsweise eine Erkrankung des vorgerückten Alters dar; sie ist im allgemeinen erst jenseits des 40. Lebensjahres deutlich entwickelt und bei Männern weit häufiger als bei Frauen zu finden.

Die anatomischen Folgen der Arteriosklerose sind zwei entgegengesetzte Zustände, einerseits Verengung, andererseits Erweiterung des Gefäßlumens. Die funktionellen Folgen der Verengung sind Durchblutungsstörungen bis zum Gefäßverschluß durch wandständige Thromen.

Die Erweiterung verursacht eine Verlängerung und Schlängelung des Gefäßes durch verminderte Elastizität der muskulären Gefäßwand, dadurch zusätzliche Belastung des Herzens mit Linksherzhypertropie. (Ein unelastisches, verlängertes, sich schlängelndes Gefäß kann leichter rupturieren und dadurch zu einer Blutung führen.)

Die Ursache für die Gefäßsklerose (Arteriosklerose oder Atherosklerose, d.h. die Verbindung von Fettablagerungen und Verhärtung) sieht man vorzugsweise in Abnutzungs- und Alterungserscheinungen. »Die Arteriosklerose mit ihren Folgen muß wohl als wesentlichste Alterserkrankung überhaupt gesehen werden«[4], und zwar durchaus in dem Sinne, wie Rudolf Steiner ausgeführt hat: »Wir verhärten unseren Organismus im Laufe des Lebens«.[5] Faßbar ist dies zunächst auf der morphologischen Ebene an einer Verminderung der Elastizität der Arterienwand, einer Erweiterung der Arterie, und dann an den Fett- und Kalkeinlagerungen, die zur weiteren Verhärtung führen und besonders bei kleineren Gefäßen zu einer Verengung des Gefäßvolumens bis zum möglichen Verschluß durch Stenose. Die Folgen der arteriosklerotischen Durchblutungsstörungen sind abhängig davon, in welchem Organbereich diese Sklerotisierung am ausgeprägtesten ist. In Betracht kommen vor allem Herz, Hirn und Nieren.

Obwohl die Arteriosklerose eine zur Generalisierung neigende Erkrankung ist, zeigt sie in den letzten Jahrzehnten eine deutliche Manifestationsbevorzugung im Bereich des Herzens, so daß wir annehmen, daß noch andere wesentliche Faktoren dabei eine Rolle spielen müssen. Wie der Sozialmediziner Hans Schäfer, zusammen mit Maria Blohmke aus Heidelberg festgestellt hat, sind insbesondere für die arteriosklerotischen Gefäßerkrankungen im Bereich des Herzens zwei wesentliche Faktoren als verantwortlich zu nennen: nämlich einmal die Urbanisierung, d.h. die zunehmende Verstädterung des Lebens bzw. die zunehmende Umzugstendenz von ländlichen Gegenden in die Städte einerseits und andererseits die bedeutende Rolle von Gefühlen und Emotionen, die (vielleicht auch im Zusammenhang mit der Urbanisierung) nicht mehr im Rahmen eines gesunden Seelenlebens vom Menschen erlebt und zugelassen werden können, sondern zu einem »abnormen, leibnahen, unbewußten Dasein verdrängt werden«.[6]

Die Angaben von Schäfer und Blohmke beziehen sich vor allem auf die Zunahme der Herzgefäßsklerose in den Städten sowie durch die zunehmende Belastung durch die Emotionalität, die nicht mehr angemessen erlebt und gelebt werden kann. Rudolf Steiner nannte diesen Sachverhalt schon im Jahre 1924 sehr deutlich: »Die Krankheit ist ein abnormes Gefühlsleben.«[7]

Auflösung und Verhärtung, Entzündung und Sklerose kommen in einseitigen Manifestationen nicht nur in normaler, gesunder bzw. sinnvoller Weise in der Natur vor, sondern auch im Menschen, wo sie durchaus einseitige Erscheinungsformen, wie z.B. in Darm und Gehirn bzw. Knochen, erreichen können, und dennoch keine krankhafte Bedeutung haben. So sind Auflösung und Verhärtung, Entzündung und Sklerose Extremerscheinungen, die im menschlichen Organismus um eine Mittellage schwingen und die, insofern sie eingebettet sind in einen solchen Schwingungsvorgang, durchaus zum gesunden menschlichen Leben dazugehören und nur in einer einseitigen Verharrung, in einer Übertretung des angemessenen Maßes oder in einer Dislozierung an einen falschen Ort oder in ihrem Vorkommen zu einer falschen Zeit zu einem Krankheitsprozeß beim Menschen führen.

Entzündung und Sklerose werden im Menschen also dann zur Krankheit, wenn der eine oder der andere Prozeß aus dem Gleichgewicht der Gesamtheit des Organismus herausfällt und sich in einer Einseitigkeit, d.h. eben im Übermaß, am falschen Ort oder zur falschen Zeit manifestiert.

In bezug auf die schon angedeutete zeitliche Polarität der sich früh ereignenden Auflösungsprozesse und der sich erst später entwickelnden altersbedingten Verhärtungsprozesse, finden wir entsprechend Entzündungskrankheiten als Erscheinungen auflösender Stoffwechsel- und Aufbauprozesse vorwiegend und typischerweise im Kindes- und Jugendalter. Ganz besonders eindrucksvoll gehören hierzu die typischen Kinderkrankheiten, die alle Entzündungscharakter haben, während der alte Mensch durch überwiegende Abbaukräfte und eine zunehmende Bewußtseinsentwicklung zu ablagernden und sklerotischen Erkrankungen tendiert.

Wie schon erwähnt, neigen Männer deutlich mehr zu sklerotischen Prozessen als Frauen, bei denen wiederum mehr entzündliche Tendenzen festzustellen sind. Menschen mit heller Haut- oder Haarfarbe neigen mehr zu den entzündlichen Reaktionen, während dunkle Typen mehr zu einer Skleroseneigung tendieren. Auch die temperamentsmäßig dunklen oder kalten, melancholischen oder phlegmatischen Menschen neigen stärker zu den Verhärtungen als die hellen und warmen Temperamente der Sanguiniker oder Choleriker, die eher zu den Entzündungen tendieren.

Wir haben gesehen, daß das Gehirn als primär und vornehmlich dem Bewußtsein dienendes Organ in sich selbst die stärkste Tendenz zu Ablagerungen und Verhärtungen aufweist und wir in der Denk- und Bewußtseinstätigkeit als organisch-seelisch-physiologische Funktion des Zentralnervensystems eine Loslösung und leibfreie Entwicklung der höheren Wesensglieder – Ätherleib, Astralleib und Ich-Organisation – aus der leiblichen Verbindung und der leiblichen Tätigkeit heraus sehen, die dann in leibfreier Betätigung dem bewußten seelisch-geistigen Leben dienen, vor allem dem wachen Vorstellen, Denken und Erinnern. Psychologisch gesehen ist das Erinnern ein Bewahren von Erlebtem oder Gedachtem. Denken ist ein Bilden und In–Zusammenhang–Bringen von Begriffen und Vorstellungen, mit dem Ziel, zu einem Schluß, einem Urteil, einer Erkenntnis zu kommen. Diesen psychischen Prozessen von Denken, Vorstellen und Erinnern entsprechen Qualitäten des Ablagerns, des Bewahrens und Behaltens. Zum Denken und Vorstellen brauchen wir einen kühlen Kopf und Ruhe. Wir brauchen Konzentration und Sammlung, um die verschiedensten Wahrnehmungen zu einem Begriff zusammenfassen zu können, um einen Vorgang definieren, d. h. in der geistigen Vorstellung zu Ende bringen zu können. Was sich so sinnvoll leibfrei im Seelisch-Geistigen beim Vorstellen und Denken ereignet, hat seinen physischen Niederschlag in den entsprechenden organischen Ablagerungs-, Konzentrations- und Entvitalisierungsvorgängen im Gehirn. Es entsprechen sich psychische Qualitäten und Fähigkeiten auf der leibfreien Ebene und physiologische Prozesse auf der organischen Ebene: Bewußtsein, Erinnern, Denken entsprechen einer Entvitalisierung, einer Ablagerung und Verhärtung (Sklerosierung). So ist es auch mit umgekehrten Vorzeichen bei den Phänomenen der Entzündung und ihrem seelischen Äquivalent, dem Wollen: Erwärmung und Bewegung, Verarbeiten, Auflösen und Umgestalten sind die Qualitäten, die wir auf psychischer wie physischer Ebene finden. Schließlich sprechen wir in bildhaftem Vergleich auch davon, daß wir uns für etwas erwärmen oder entflammen können, daß wir uns für eine Sache entzünden können und wissen, daß eine stark gefühls– und willensbetonte Begeisterung damit gemeint ist; eine besonders starke, heftige und innige Verbindung. Dies entspricht wiederum den pathophysiologischen Vorgängen bei der Entzündung: heftig fließende Verbindung mit Erwärmung, Anschwellung und Vereinnahmung, was von einem starken (schmerzhaften) Gefühl begleitet wird.

Allerdings werden in den beiden geschilderten Fällen, dem heißblütig, gefühlsbetonten Willensleben wie auch dem kühl distanzierten Gedankenleben, nur dann Entzündungs– oder Sklerosekrankheiten daraus, wenn die seelischen Qualitäten zu wenig seelisch bleiben, d. h. wenn sie zu wenig leibfrei sind und statt dessen zu sehr leibgebunden, zu stark organisch, physisch werden. Erst dann entwickeln sich die genannten Krankheitstendenzen.

Schließlich können wir auch bei an anderer Stelle im Organismus auftretenden Ablagerungs- und Verhärtungs-, sprich Sklerosekrankheiten im Sinne einer falschen Verknöcherungstendenz oder einer unangemessenen Nerventendenz in analoger Weise eine Entwicklung erkennen, die einer exkarnierenden, d.h. leibflüchtig werdenden Tendenz der Ich-Organisation entspricht, so daß die abgelagerte mineralische Substanz sich einem weiteren Eingreifen der Ich-Organisation im Leib entzieht. Die Ich-Organisation wird gewissermaßen aus diesem Bereich des Organismus herausgetrieben und die sklerotisch verkalkten Organteile entfallen der gestaltenden Ich-Organisation. Infolgedessen sind die sklerotischen Erkrankungen auch kalte Erkrankungen im Unterschied zu den Entzündungserkrankungen, bei denen wir ein übermäßiges Eingreifen von Astralleib und Ich-Organisation im Organisch-Leiblichen an den Phänomenen von Schmerz und Fieber konstatieren können.

So stehen also auch in der Beziehung, was die Tätigkeit der astralischen und Ich-Organisation angeht, die beiden Erkrankungen polar zueinander.

In den folgenden Kapiteln wird es am Beispiel bestimmter Organerkrankungen immer wieder deutlich werden, wie die Entzündungserkrankungen typischerweise Krankheitsbilder der ersten Lebenshälfte sind, mit einer verstärkten Inkarnationstendenz – während die Sklerosekrankheiten charakteristischerweise sich in der zweiten Lebenshälfte manifestieren mit einem

Ausdruck von Exkarnation im Sinne der Leibbefreiung von Seele und Geist, wie es gesunderweise einem zunehmenden und sich erweiternden Bewußtsein dient.

ANGELA KUCK

Gynäkologische Erkrankungen zwischen Menarche und Menopause

Im Studium habe ich gelernt, daß der Frauenarzt sich mit dem Unterleib, vielleicht auch noch mit der weiblichen Brust zu beschäftigen habe; mehr aber nicht.

Im Laufe meiner Tätigkeit als Frauenärztin, besonders an der Filderklinik, hat sich diese Einschränkung als großer Trugschluß erwiesen. Ich habe zwar nur mit Frauen zu tun, aber dann doch mit dem ganzen Menschen. Der gynäkologische Bereich ist ein kleines Fachgebiet. Alles jedoch, was wir in diesem Bereich zu erleben, durchzumachen, zu erfahren haben, betrifft immer den ganzen Menschen und das ganze Leben, ja, die ganze Biographie, und dies sehr einschneidend und verändernd.

Zuerst möchte ich die Lebensspanne der Frau etwas genauer anschauen. Es ist ja auffallend, daß ihr Leben längst nicht so gleichmäßig verläuft wie das des Mannes. Da zeigen sich viele größere Veränderungen, Wandlungen und Rhythmen bis hin zu extremen Gegensätzen im Lebenslauf. In den ersten vierzehn Jahren eines Mädchens »schläft« praktisch der Unterleib. Es ist eine Phase der Ruhe, des Wachsens, des Gleichmaßes. In dieser Zeit kennen wir als Frauenärzte wenig Probleme; eigentlich nur Probleme, die von außen auf das Mädchen zukommen, z.B. Verletzungen. Da kann man in der Klinik böse Dinge erleben, die für das Mädchen sehr einschneidend, dramatisch sein können, weil sie ihren Unterleib eigentlich noch nicht kennt. Im Jugendalter herrschen die entzündlichen Erkrankungen vor. Die Entzündung der Vulva kann ein Problem sein, ist aber selten. Fremdkörper werden in der Scheide gefunden, wenn die Mädchen anfangen, ihren Unterleib auszukundschaften. Dieses Problem kommt immer wieder einmal auf uns zu. Richtige, ernste Erkrankungen sind jedoch selten.

Mit Einsetzen der Periodenblutung beginnt eine neue Phase im Leben der Frau. Die Medizin hat dafür ein eigenes Wort kreiert. Sie nennt es die Menarche: die erste Periodenblutung. Bei manchen Mädchen findet sich bald ein Rhythmus von vier Wochen, meist aber dauert es eine längere Zeit, bis sich ein Gleichmaß findet. Zuerst ist die Periode von Unregelmäßigkeit geprägt, alle sechs Wochen, alle acht Wochen, dann auch mal wieder häufiger. Es dauert meist zwei bis drei Jahre, bis ein individueller, eigener Rhythmus vorhanden ist, der um die vier Wochen liegt, mal mehr mal weniger. Den genauen 28-Tage-Rhythmus, der beschrieben wird, erlebe ich extrem selten, es sei denn, er kommt von außen, d.h. durch die Pille. Vor 100 Jahren trat die Menarche ungefähr mit 16 1/2 Jahren ein. 1960 war sie schon mit 12 1/2 Jahren, 1980 mit 11 1/2 Jahren und noch früher. Man beobachtet in den letzten Jahren, daß sie eher wieder etwas später einsetzt. Die frühere Menarche hat man erklärt durch die bessere Ernährung. Wir können heute an den Kindern beobachten, wie sie alles viel früher ergreifen, viel früher in die Sinneswahrnehmung kommen, viel früher wach sind. So ist es wohl selbstverständlich, wenn der Körper mitzieht und somit auch die Menarche früher einsetzt. Warum aber tritt sie in den letzten Jahren wieder zunehmend später ein? Eigentlich sind doch die Sinneseindrücke eher vermehrt, sind die jungen Menschen ständig mehr Dingen ausgesetzt! Eine Erklärung lautet, daß die Mädchen heute mehr auf ihre Schlankheit bedacht seien und sich daher nicht mehr so gut ernähren würden. Auch der Leistungssport, der extreme Sport, die extremen Tätigkeiten hätten deutlich zugenommen. Dies sei der Grund, warum die Entwicklung später beginne. Ob das zutrifft?

In den ersten zwei bis drei Jahren nach der Menarche sind meist noch keine ovulatorischen Zyklen vorhanden. Es kommt zu keinem Eisprung, die Hormonwerte, im Serum gemessen, steigen nur langsam an. Erst um das 18. Lebensjahr, heute schon um das 16. Lebensjahr, zeigt sich ein stabiler, biphasischer Zyklus. Die nächsten Jahre, eigentlich Jahrzehnte im Leben einer Frau, sind von diesem biphasischen Zyklus geprägt, das heißt einem periodischen Auf- und Abbau in den zwei Zyklushälften. Die erste Hälf-

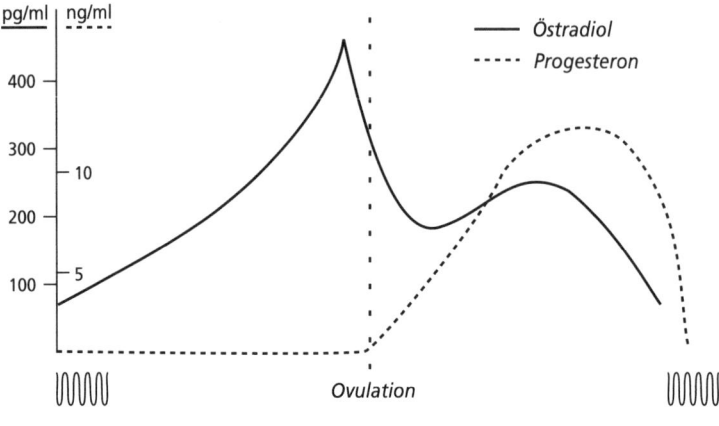

pg/ml ng/ml

400

300
  10
200

100
  5

——— Östradiol
----- Progesteron

Ovulation

Abb. 1

te bis zur Ovulation, in der der Folikel heranreift, wird von den Östrogenen bestimmt. Man nennt es auch die Östrogen-Phase (siehe Abb. 1). Für die zweite Zyklushälfte ist das andere Hormon, das uns in der Frauenheilkunde wesentlich beschäftigt, das Progesteron prägend. Mit Entstehung des Gelbkörpers wird das Progesteron gebildet und überwiegt in der zweiten Zyklushälfte. Wenn keine Schwangerschaft eingetreten ist, fallen am Zyklusende beide Hormone ab. Dieser plötzliche Abfall ist der Grund für das Wiedereinsetzen der Menstruationsblutung.

Was bewirken diese Hormone im weiblichen Körper? Die zyklischen Veränderungen im Unterleib sind allgemein bekannt. Die Gebärmutterschleimhaut (Endometrium), abhängig von den Hormonen, wird in der ersten Phase aufgebaut. Man beobachtet ein reines, stetiges, gleichmäßiges Wachsen der Schleimhaut in der Gebärmutter. Innerhalb von vierzehn Tagen wächst die Schleimhaut auf eine Dicke von 1 bis 2 mm. In der zweiten Zyklusphase, abhängig von dem Progesteron, wird dieses Endometrium umgewandelt. Es wird sekretorisch, es lagert sich Glykogen ein. Die Drüsen werden aktiv, produzieren Schleim, auch andere Nährstoffe sammeln sich an. Es handelt sich also um eine drüsige Umwandlung, eine Drüsentätigkeit, die vor sich geht. Innerhalb von vierzehn Tagen findet eine rasche Umwandlung des Endometriums statt. Am histologischen Schnitt eines Endometriums aus der Östrogenphase kann man gleichmäßig gestaltete Zellen, eine gleichmäßige Oberfläche, gerade Drüsenschläuche, also ein gleichförmiges Bild beobachten. Ein Schnitt durch das Endometrium in der Sekretionsphase imponiert durch geschlängelte Drüsenschläuche, Einlagerungen, Vakuolen, Sekretansammlungen. Es ist ein sehr unruhiges Bild.

Verursachen die Hormone noch Weiteres im weiblichen Körper? Viele kennen es, daß die Brust auch auf die Hormone reagiert. In der ersten Zyklusphase spürt man meist keine Veränderung. Doch ist bekannt, daß es auch in der Brust zu einer Proliferation des dort vorhandenen Drüsenepithels kommt. In der zweiten Phase haben viele Frauen ein Spannungsgefühl in der Brust. Es kann sogar schmerzhaft sein oder sehr unangenehm. Der sportlichen Betätigung weicht man aus, weil es weh tun kann. Histologisch sieht man, daß die Drüsen jetzt hypertrophieren, dikker werden und Wasser einlagern. Nach der Menstruation sind alle diese Veränderungen wieder verschwunden.

Den gynäkologischen Wirkungsbereich der Hormone haben wir jetzt erschöpft. Im Rahmen meiner Studien der letzten Jahre war ich jedoch neugierig auf weitere Wirkungen der Hormone. Bekannt ist, daß die Körpertemperatur durch die Hormone verändert wird. In der ersten Zyklusphase ist sie bei der Frau ein halbes Grad niedriger und relativ gleichmäßig. Innerhalb von 24 Stunden nach der Ovulation steigt die Körpertemperatur um 1/2 Grad an, um dann erst mit Abfall der Hormone wieder zu sinken. Es findet also ein steter Wechsel im Körper statt. Man spürt und weiß, daß der Puls in der zweiten Zyklushälfte schneller ist, nicht viel, aber um ein paar Schläge schneller. Der Blutdruck ist sowohl systolisch als auch diastolisch in der zweiten Zyklusphase um 10, manchmal sogar 20 mmHg höher. Es herrscht also mehr Aktivität in dieser zweiten Zyklusphase vor. Man hat das Verhalten der Gefäße untersucht und gesehen, daß in der Östrogenphase die Arteriolen und die Kapillaren gut durchblutet sind. Dies zeigt sich im Gesicht durch eine rosige, gleichmäßige Hautdurchblutung. In der zweiten Zyklushälfte ist es genau umgekehrt; jetzt sind die Venolen, das ganze venöse System weitgestellt. Auch die Permeabilität, die Durchlässigkeit der Gefäße, nimmt deutlich zu, wodurch es zu Wasseraustritt in das Gewebe kommt. Ödeme, die besonders in der zweiten Zyklusphase auftreten, sind ein häufiges Leiden. Man mißt bis zu 800 ml Wassereinlagerung in der zweiten Zyklushälfte, die mit Einsetzen der Menstruation wieder aus dem Organismus ausgeschwemmt werden. All dies sind jeden Monat beträchtliche, den ganzen Körper betreffende Veränderungen. Auch die Stoffwechseltätigkeit wird beeinflußt. Der Blutzucker ist in der ersten Phase viel niedriger, in der zweiten höher. Ebenso wird die Magen-Darm-Tätigkeit beeinflußt: in der ersten Zyklushälfte ist die Säurekonzentration im Magen höher, in der zweiten sinkt sie ab, dafür ist das Magenvolumen, überhaupt die ganze Peristaltik etwas lahmer, etwas langsamer. Zusammenfassend bedeutet dies ein Vorwiegen des Parasympathikus in der ersten Phase und des Sympathikus in der Gestagenphase.

Selbst die Nierentätigkeit wird beeinträchtigt. In der Gestagenphase wird weniger ausgeschieden, in der Östrogenphase, besonders während der Menstruation, wird vermehrt ausgeschieden, was nötig ist, um die 800 ml eingelagerten Wassers wieder loszuwerden. Selbst der Bestandteil der Blutkörperchen ändert sich, abhängig von den Hormonen. Bei den Erytrozyten besteht ja eine Abhängigkeit von der Blutungsstärke, wobei das Maximum in der Zyklusmitte liegt. Die Thrombozyten fallen während der Menstruation ab. In der ersten Zyklusphase bleiben die Thrombozyten niedrig, um dann schlagartig mit der Ovulation anzusteigen, und zwar einen Tag früher als die Basaltemperatur. Sie steigen im Mittel um 70.000 an. Ich war sehr erstaunt, daß unsere beiden Hormone einen so weitreichenden Einfluß im Körper haben. Weitere Zusammenhänge sind bekannt: Die Endokrinologen kennen den Schilddrüsenzyklus. Die Schilddrüse richtet sich in ihrer Funktion nach den weiblichen Hormonen. In der Gestagenphase wird sie größer (Volumenzunahme), die Hormonwerte im Blut sind höher, der Grundumsatz steigt. Zusammenfassend betrachtet überwiegt in der östrogenbestimmten Phase die Wirkung des Parasympathischen. Schauen wir auf die Organfunktionen, so herrscht eine gleichmäßig aufbauende, ätherische Tätigkeit vor. Mit zusätzlichem Erwirken des Progesterons in der zweiten Zyklushälfte herrscht der Sympathikotonus vor. Die Organfunktionen gehen in sekretorische, intensivere angespanntere Tätigkeiten über. Eine astralische Wirkung in den Organen und eingreifende Ich-Tätigkeit ist zu beobachten.

Der ganze Körper der Frau wird von den beiden Eierstockhormonen beeinflußt. Und sie beeinflussen nicht nur den Körper, sondern auch den ganzen seelischen Bereich. Wir sind in der ersten Zyklusphase nach der Menstruation tatkräftig, voller neuer Ideen. Man fühlt sich ausgeglichen, ist wach, ist klar, nichts kann einen aus der Ruhe bringen. Ganz anders in der zweiten Zyklusphase. Kurz vor der Menstruation fühlen viele Frauen sich aggressiv, nervös, alles geht ihnen auf die Nerven, schon wieder klappt alles nicht, Konzentrationsschwäche tritt auf. Manche Frauen sind so stark davon beeinträchtigt, daß sie deswegen ärztliche Hilfe brauchen. Zum Glück sind wir nicht ganz willenlos, sondern schon früh erlebt das junge Mädchen diese Abhängigkeit vom Körper und auch vom Seelischen und lernt willensmäßig diesen Rhythmus, diese Abhängigkeit zu überwinden. Ich kann mich noch an meine Mutter erinnern, die dann sagte: »So, das gibt es jetzt nicht, schlechte Laune, die hast Du zu überwinden!« Und ich denke, so gibt eine Generation der nächsten weiter, daß man als junges Mädchen zu lernen hat, diese Abhängigkeit vom Rhythmus zu überwinden. Ich denke, viele werden die geschilderten Veränderungen an sich gar nicht bemerken. Sie haben es gelernt, darüber hinwegzugehen und sie nicht mehr so ernst zu nehmen.

Durch die vielfältigen Veränderungen ist eine Variabilität in unserem Erleben möglich, eine Vielseitigkeit, ein Reichtum an Empfindungen. Viele Frauen sind sehr sensibel für das, was um sie herum geschieht. Wir kennen Zeiten, in denen wir uns dumpf fühlen, andere, in denen wir uns klarer fühlen. Wir haben also ein viel größeres Empfindungsspektrum, als ich dies beim männlichen Geschlecht beobachte. Und dadurch sind wir natürlich auch beschenkt. Es ist ja interessant, daß dieser 28tägige Zyklus genau dem Mondenrhythmus entspricht, der auch seinen 28tägigen Umlauf hat. Man spricht ja auch von der Menses. Menses bedeutet lateinisch Monat, das Wort Monat stammt vom Mond her. Die Frau ist mit diesem kosmischen Rhythmus eng verbunden. Heute hat sie sich von der unmittelbaren Abhängigkeit befreit. Jede Frau hat ihren individuellen Rhythmus, unabhängig von der Mondphase. Die ganze mittlere Lebensphase der Frau ist von dem rhythmischen Geschehen in ihrem Körper geprägt. Es ist die Zeit, in der sie im Vollbesitz ihrer Kräfte ist. Sie ist tatkräftig, kann zupacken; wo Arbeit ist, sieht sie diese und tut sie. Das Lebensmotto ist eigentlich: »Tun was nötig ist«, und interessanterweise tut sie dies auch noch gerne. Es sei denn, es wird zu viel. Jeder kennt das Bild der Mutter, der es nicht zuviel wird, nachts immer wieder für das weinende Baby aufzustehen. Wenn der Vater den »Kinderdienst übernimmt«, wird es oft mühsam, anstrengend, am nächsten Tage ist er erledigt, für nichts zu gebrauchen. So erlebe ich es zumindest in meiner Sprechstunde.

Diese rhythmische, tatkräftige Phase im Leben der Frau geht irgendwann in die Wechseljahre über. Vor 100 Jahren begann das Klimakterium ungefähr um das 45. Lebensjahr einer Frau. Seit 1945 beginnt es immer später, heute im Mittel im 51. Lebensjahr. So hat sich diese mittlere Phase, diese tatkräftige, rhythmische Phase, sowohl nach vorne, als auch nach hinten ausgedehnt. Sie wird immer länger. Zur Begriffserklärung sei gesagt, daß man die Menopause als den Zeitpunkt der letzten Blutung definiert. Der ganze Zeitraum der Wechseljahre ist das Klimakterium. Von der Postmenopause spricht man, wenn ein Jahr keine Blutung mehr stattgefunden hat. Die Wechseljahre sind gekennzeichnet von einem Durcheinanderkommen des Rhythmus, den wir eben genauer betrachtet haben. Man beobachtet längere Abstände, ein Aussetzen der Periode, vielleicht auch längere Periodenblutungen und Dauerblutungen. Zuerst also ein Durcheinander des Rhythmus. Dann wird das Allgemeinbefinden beeinträchtigt. Der Wärmeorganismus schwankt, Hitzeempfindungen treten plötzlich auf, danach schnell wieder Kältegefühl. Das Gleichmäßige verliert sich. Es kommt zu plötzlichem Schwitzen und zu Schlafstörungen. Im Seelischen zeigen sich oft vermehrte Empfindlichkeit, Schweregefühl, Bedrücktheit. Manche Frauen beschreiben sogar eine depressive Stimmung, die mit den Wechseljahren einhergeht. Häufig wird das Klimakterium als schwere Zeit erlebt, vor der man Angst hat.

Wenn ich meine Sprechstunde betrachte, dann darf ich dort erleben, daß das Klimakterium nicht immer nur Negatives in sich birgt. Viele Frauen erleben diesen Wechsel auch als Befreiung. Sie sind nicht mehr diesem Rhythmus unterlegen, die störende, zum Teil schmerzende Periodenblutung bleibt aus. Sie erleben es als Erleichterung, als Wohltat. Sie müssen jetzt nicht immer tatkräftig sein, sie dürfen auch einmal sagen: Ich möchte jetzt nicht. Ich bin schwach. Sie können ihren eigenen Rhythmus finden. Manche sagen, sie fühlen sich leichter, sie fühlen sich ausgeglichener. Viele Frauen berichten, daß sie zum Beispiel endlich wieder gut lesen können. Die sich wiederholende Konzentrationsschwäche kennen sie nicht mehr. Sie sind neu interessiert. Ich kenne einige Frauen, die mit Beginn der Wechseljahre ein Studium begannen. Kürzlich las ich die Biographie von Frau Sadat, die im 45. Lebensjahr ein Studium der Soziologie und Arabistik begann und dieses mit der Promotion abschloß. Neue Möglichkeiten entstehen. Eine Künstlerin erzählte mir neulich, erst seitdem sie in der Menopause sei, könne sie intensiv tätig sein, sei sie kreativer und habe viel mehr Ideen als früher. Nur diese Hitzewallungen stören sie manchmal, aber diese gingen ja wohl vorbei.

Diese Zeit des Wechsels ist auf jeden Fall ein Aufruhr im Körperlichen und auch im Seelischen und erinnert an die Schwankungen der Pubertätszeit. Die Wechseljahre verlaufen sehr unterschiedlich, bei manchen geht es rasch, bei manchen dauert es lange, es ist immer ein individueller, sehr eigener Übergang. Nach dem Klimakterium findet sich in der Postmenopause wieder ein Gleichmaß. Es herrscht nicht mehr der rhythmische Wechsel der Hormone, sie haben sich auf einen »gleichmäßig« niedrigeren Wert eingependelt. Die Östrogenzusammensetzung ändert sich mit geringen Schwankungen. Östron wird das vorherrschende Östrogen.

Aus den verschiedensten Büchern habe ich die Hormonspiegel

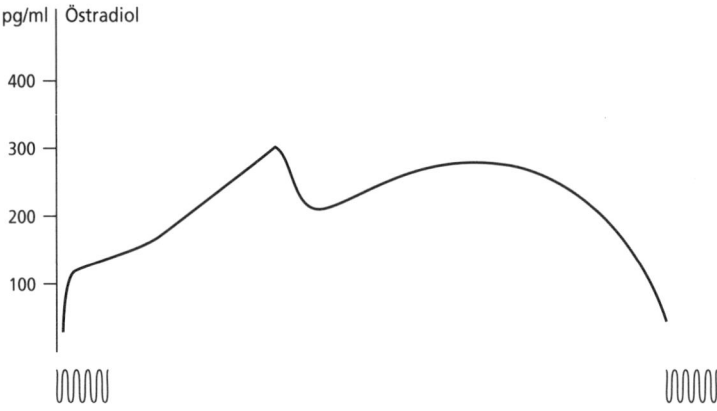

pg/ml | Östradiol

400 –

300 –

200 –

100 –

Abb. 2: *Prämenopause*

im Verlauf eines Lebens zusammengetragen. Meistens ist nur das Zyklusgeschehen bekannt. Aber wie hoch sind denn die Hormone bei einem jungen Mädchen? Man weiß, daß das Östradiol, das hauptsächlich wirksame Östrogen, gering ist, ungefähr um 10 pg/ ml. Um das 10. Lebensjahr beginnt das Östradiol, das in den Ovarien gebildet wird, langsam anzusteigen, um im 14. Lebensjahr Werte um 100 pg/ml zu erreichen. Das ist der Schwellenwert für das rhythmische Geschehen, das bis zum 18. Lebensjahr eine Stabilität erreicht hat. Innerhalb eines Zyklus pendelt das Östradiol zwischen 100 pg/ml zu Beginn bei der Menstruation und 400 pg/ml kurz vor dem Eisprung. In der Gestagenphase erreicht es nochmals Werte um 300 pg/ml (s. Abb. 1). Tritt eine Schwangerschaft ein, dann steigen die Hormone (Östrogene, Progesteron und HCG), die zusätzlich in der Plazenta gebildet werden, kontinuierlich an. In der 20. Schwangerschaftswoche liegt das Östradiol um 4000 pg/ml, ist also bereits um das Zehnfache des Zyklus angestiegen. Am Ende der Schwangerschaft liegen die Werte zwischen 15.000 bis 20.000 pg/ml, um dann mit der Geburt schlagartig auf niedrigste Werte abzufallen. Ein riesiger Hormonsprung, der mit der Schwangerschaft und Geburt einhergeht. Mit zunehmendem Alter der Frau und Erschöpfung der Ovarien wird die Hormonbildung geringer und unrhythmischer (Abb. Prämenopause S. 70). Daraus resultieren Zyklusschwankungen und Zwischenblutungen durch unregelmäßigen Auf- und Abbau der Uterusschleimhaut. Wenn das Östradiol unter 100 pg/ml über eine Zykluslänge sinkt, bleibt die Periode aus, die Menopause ist eingetreten. In der Postmenopause pendelt sich das Östradiol auf Werte um 20 ph/ml ein. Ein weiteres Östrogen, das Östron, wird verstärkt gebildet und übernimmt die Hauptwirkung im Alter, jedoch mit gleichmäßig sehr niedrigen Spiegeln.

In welchen Phasen des Lebens treten nun Krankheiten auf? Sind sie gleichmäßig verteilt? Wenn ich meine Patienten anschaue, so bilden sich Schwerpunkte in bestimmten Lebensaltern. Und zwar treten jeweils im Übergang von einer Phase zur nächsten gehäuft Erkrankungen auf. Den ersten Frauenarztbesuch traut sich der junge Mensch, wenn starke Dysmenorrhoen das Leben beeinträchtigen: Plötzlich spürt sie ihren Unterleib so stark, daß es das normale Leben stört. Sie möchte sich am liebsten nur ins Bett legen, eine Wärmflasche auf den Bauch legen und in Ruhe gelassen werden. Sie ist krank. Aber sie hat ja kein Fieber, keine Entzündung, es ist ja keine Krankheit, die Umgebung läßt es nicht zu. Außerdem möchte sie ja selbst auch nicht zu viel vom Leben versäumen. Die Schmerzen und der Konflikt lassen die Patientin den Frauenarzt aufsuchen. Der Unterleib hat eine zu große Wichtigkeit im Leben bekommen, es krampft, es schmerzt dort übermäßig. Das ist ein häufiges Problem, das wir mit natürlichen und anthroposophischen Medikamenten behandeln können, um zu helfen, daß der Unterleib ergriffen wird, das junge Mädchen mehr darinnen wohnt und er ihm nicht mehr so fremd ist. Kupfersalbe im Kreuz eingerieben, warme Wickel, besonders mit Melissenöl, sowie Bäder verordnen wir gerne. Chamomilla comp. Zäpfchen oder Nikotiana comp. Globuli helfen gegen den zu starken Schmerz.

In dieser ersten Übergangsphase des jungen Mädchens, die mit der Menarche beginnt und mit dem 18. Lebensjahr ihre Stabilität erlangt, treten häufig Zyklusschwankungen in Form von Blutungsstörungen auf. Dauerblutungen oder längere Amenorrhoezeiten machen plötzlich Sorgen. Nach unseren bisherigen Betrachtungen können wir diese Unregelmäßigkeiten leicht verstehen. Die Hormonsituation ist noch unstet, labil, hat ein niedriges Niveau. Sie kann leicht durch äußere Ereignisse beeinflußt werden. Sofort entsteht ein Durcheinander. Hier hilft zur Stabilisierung gut das Menodoron, das uns Rudolf Steiner angegeben hat.

Eine dritte häufige Erkrankung dieser ersten Übergangsphase zur jungen Frau sind die Ovarialzysten. Häufig mit Zyklusunregelmäßigkeiten einhergehend, können sie zu dauernden, drückenden Schmerzen im Unterleib führen. Histologisch sind es meinst Follikelpersistenzen – ein Zuviel an Aufbau der ersten Zyklusphase. Der Übergang in die zweite Zyklusphase bleibt aus. Es handelt sich also auch um ein fehlendes, harmonisches Ineinandergreifen des Rhythmus im Unterleib. Hier kann auch das Menodoron helfen oder Mixtura Stanni comp. und Melissenölwickel bei Schmerzen. Häufig ist nach ein paar Wochen die Zyste verschwunden, und das junge Mädchen mußte nicht operiert werden. Vielleicht hat sie ein Stück mehr gelernt, daß ihr Unterleib zu einem Rhythmus findet und auch zu einer Normalität und daß doch nicht gleich jede Unrhythmik etwas Dramatisches ist. Bei Fortbestehen der Zyste wird die Bauchspiegelung, die Laparaskopie notwendig.

Die häufigste Erkrankung der »jungen Frau« ist die Adnexitis (Eierstockentzündung), begleitet von der Zystitis. Es ist die Lebensphase, in der ihr der eigene Körper vertraut ist, der individuelle Rhythmus gefunden wurde und mit diesem in sich wohnenden Körpergefühl die eigene Sexualität entdeckt wird. Kommt es im Rahmen einer schweren Adnexitis mit hohem Fieber, starken Schmerzen, allgemeinem Krankheitsgefühl sowie Flüssigkeits- und in späterem Stadium Eiteransammlung im Eileiter und Unterbauch zur stationären Behandlung, so muß nach allen Regeln der Kunst die Entzündung behandelt werden. Oft über Infusionen, häufig ist eine operative Entlastung nötig. Heute reicht in vielen Fällen die Laparaskopie. Diese schwere Erkrankung der jungen Frau ist ein tiefer Einschnitt und kann folgenreich verlaufen. So werden die Fragen der späteren Empfängnismöglichkeit, des bisherigen Verhaltens in der Sexualität, das eigene Erleben, die Lebensziele plötzlich brennend und stehen im Mittelpunkt der Gespräche in der Heilungsphase. Ich erlebe das Durchschreiten einer Adnexitis als Wendepunkt im Leben einer jungen Frau zur reifen Frau.

Das Thema der »reifen Frau« ist aus meiner Sicht die Schwangerschaft. Aus diesem Grunde geht eine Frau zwar häufig zum Frauenarzt, z.b. zur Feststellung der Schwangerschaft und zur Schwangerschaftsvorsorge. Im Grunde ist es jedoch mehr ein Begleiten der Schwangeren und nicht die Behandlung einer Krankheit. In vielen Fällen berät der Frauenarzt, gibt Erfahrungen weiter, schaut, ob »alles in Ordnung ist«. Auch bei der Geburt sind wir nur Begleiter, gelegentlich Helfer – Geburtshelfer. Zum Glück werden wir selten als Ärzte wegen Erkrankungen gebraucht. Diese gilt es zu erkennen und nicht Sorge zu verbreiten.

Eine Schwangerschaft und Geburt sind das biographisch einschneidende Erlebnis im Leben einer Frau. Es ändert immer das Leben völlig: eine Frau wird Mutter. Die nächsten Jahre sind geprägt von der Sorge für das Kind. Die berufliche Situation ändert sich auf jeden Fall, wenn nicht sogar eine Pause im Berufsleben eintritt. Mit jedem Kind, das in die Familie dazukommt, wandelt sich, besonders für die Mutter, das Familienleben. Viele Frauen haben mir erzählt, nachdem sie bereits viel in ihrem Leben erlebt haben, sehr bewegte Jahre hinter sich hatten, sei die Geburt und die Schwangerschaft das tiefgreifendste Erlebnis gewesen. Es wird eben nicht nur die Körperlichkeit ergriffen, sondern auch seelisch stoßen wir während einer Schwangerschaft in ganz andere Bereiche vor.

Der Frauenarzt wird im Grunde erst benötigt, wenn Probleme oder Regelwidrigkeiten in der Schwangerschaft oder bei der Geburt eintreten, oder wenn die Mutterschaft nicht gelingt. Die Frage der Sterilität beschäftigt uns häufig. Dazu gibt es ja bekanntlich die vielfältigsten Ursachen, wie hormonale Dysregulationen, Verwachsungen, Endometriose, Myome. Hier ist vielfach eine operative Behandlung nötig. Die ärztliche Kunst ist gefragt und oft sehr schwierig.

Der dritte große Wandel im Leben der Frau ist die Menopause. Wir haben diesen »Wechsel« schon ausführlich angeschaut. Neben den Schwierigkeiten, den der Wechsel allein in sich birgt, können wir es mit vielen Erkrankungen zu tun haben. An erster Stelle fallen die Blutungsstörungen auf: zu lange, zu starke Blutungen mit hohem Blutverlust, die sekundäre Anämie ist keine Seltenheit, die uns zum Eingreifen zwingt. Eine Ausschabung kann notwendig werden. Häufig wird eine Hormonmedikation eingesetzt. Der Descensus uteri und vaginae kann sich im Klimakterium zunehmen störend zeigen: Die Gebärmutter verliert ihren Halt im kleinen Becken, der Beckenboden wird zu schwach, es senken sich mit ihr die Blase und der Enddarm, was zu Funktionsstörungen führt. Die Blase kann das Wasser nicht mehr halten. Die sogenannte Inkontinenz plagt und kann sehr unangenehm sein und dadurch das Lebensgefühl einschränken. Eine Beckenbodengymnastik kann Besserung bewirken. Häufig wird eine Operation notwendig.

Das große Gebiet der Karzinom-Erkrankungen beschäftigt uns gerade in und nach der Menopause. Typisch für die alte Frau ist das Endometrium-Karzinom. Der Gipfel liegt im 75. Lebensjahr. Es fällt durch plötzlich wiederauftretende Blutungen auf. Auch die Ovarial-Karzinom-Erkrankung steigt nach dem 55. Lebensjahr deutlich an, obwohl diese in Sonderformen auch ab dem 40. Lebensjahr und um das 20. Lebensjahr vorkommt. Das Cervix-Karzinom ist das Karzinom der jungen und älteren Frau. Eine Besonderheit stellt das Mamma-Karzinom, das häufigste Karzinom der Frau, dar. Es ist eindeutig das Karzinom der alten Frau. Bis heute liegt der Erkrankungshöhepunkt im 75. Lebensjahr. In den letzten Jahren fallen jedoch zunehmend frühere Erkrankungen auf, so daß ein zweiter Gipfel um das 45. Lebensjahr herum entsteht. (Abb. 3 und 4, s. Seite 75)

Die Auseinandersetzung mit der Krebserkrankung beeinflußt sicherlich unser ärztliches Handeln besonders im Alter. Man wird vorsichtiger sein, Diagnosen erzwingen, eindringlicher behandeln.

Eine Krebserkrankung wird auf jeden Fall die Biographie einer

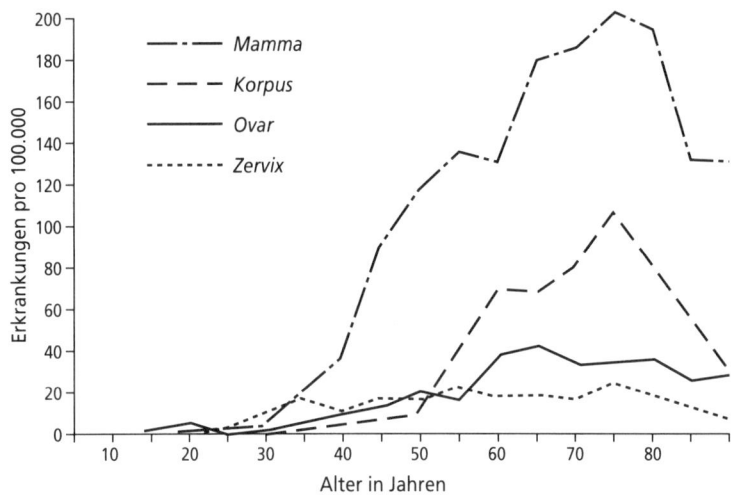

Abb. 3: *Häufigste Malignome in den Altersgruppen bei der Frau*

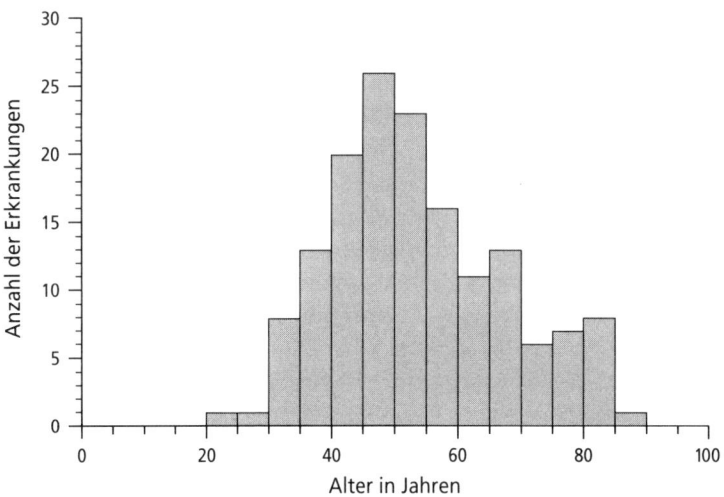

Abb. 4: *Auftreten des Mamma-Carcinoms*

Patientin sehr verändern und stellt immer eine neue Lebensaufgabe dar, die es zu ergreifen gilt, um nicht in Angst vor der Erkrankung zu erstarren. Dafür gibt es vielfältige Ansatzpunkte, wie die Mistelbehandlung, künstlerische Therapie, Gesprächstherapie und auch die Biographiearbeit. Durch sie kann eine Frau vielleicht verstehen, warum sie sich jetzt mit einem Karzinom auseinanderzusetzen hat.

Dieser Überblick über unser Fachgebiet zeigt, wie die Gynäkologie das ganze Leben der Frau beeinflußt und wie stark diese Biographie vom Rhythmus geprägt ist, in dem viele Aufgaben aber auch Möglichkeiten und ein großer Reichtum liegen.

PAOLO BAVASTRO

Herz-Kreislauf-Erkrankungen in der Biographie des Menschen

Einführung

Das Herz bewegt sich in Systole-Diastole, das Blut transportiert Sauerstoff und Substanzen, die für die Aufrechterhaltung der Homöostase wichtig sind. Für ein tieferes Verständnis des Herz-Kreislauf-Systems reicht diese Betrachtungsweise jedoch nicht aus.

Heute hat das Bewußtsein dafür, daß wir selbst und die Umwelt nicht unbegrenzt belastbar sind, deutlich zugenommen. Die Suche nach Lösungen ist nicht einfach, da die Zusammenhänge in unserer Zivilisation sehr komplex und verwoben sind. Wir vergessen aber, daß wir Menschen mit unserem Verhalten selbst ein Teil unserer Umwelt sind – ein sehr wichtiger Teil! Lösungen sind auch deshalb so schwierig, da es uns – jedem einzelnen von uns – schwerfällt, unsere Lebensweise zu ändern, auf liebgewordene Gewohnheiten zu verzichten oder sie zu modifizieren. Es bedarf einer großen Willenskraft und einer starken Ich-Führung, Gewohnheiten erfolgreich zu verändern.

Die Menschheit muß lernen, Verantwortung gegenüber der Schöpfung zu übernehmen: Menschliches Leben soll auch in Zukunft möglich sein. Diese Verantwortung muß weitreichend sein, da oft genug die Folgen der jetzigen Taten erst spätere Generationen zu tragen haben. Hochmut und Größenwahn scheinen immer mehr Raum zu gewinnen.[1-5] Einsicht in komplizierte Zusammenhänge möge mit Bescheidenheit an ihre Stelle treten.

Einzelne Substanzen aus der Umwelt zeigen ihre Wirkung primär in anderen Organsystemen (Nervensinnessystem, Darm, Lunge, Niere), aber nur wenige belasten das Herz-Kreislauf-System direkt. Der Mensch selbst ist – wie seine Umwelt auch – nicht unbegrenzt belastbar. Wir können uns zwar mit unserem Bewußtsein bis zu einem gewissen Grade abschotten (z.b. vor Lärm, Reklame, TV usw.), aber die physiologischen Vorgänge lassen sich nicht schützen; die Belastung wirkt ohne unsere bewußte Wahrnehmung. Bei dem Themenkomplex von Herz-Kreislauf-Erkrankungen im Lebenslauf zeigt sich deutlich, daß »äußere Umwelt« von einer »inneren Umwelt« kaum zu trennen ist – ja oft ist die »innere Umwelt« (also auch unsere Verhaltensweise) bedeutender. Wir müssen uns fragen: Was kommt von außen auf mich zu? Viel wichtiger ist aber: Wie gehe ich damit um?

Vorgänge im rhythmischen System

Die Vorgänge im rhythmischen System bleiben unserem Bewußtsein weitgehend verborgen. Pathologische Veränderungen (Hypertonie, Fettstoffwechselstörungen u.a.) sind kaum wahrnehmbar, erst ihre Folgen (z.b. Schlaganfall, Herzinfarkt) sind für uns wieder spürbar. Dieses Phänomen gehört zum Wesen des rhythmischen Systems. Rudolf Steiner hat einmal ausgeführt:»Rhythmische Vorgänge sind weder in der Natur noch im Menschen etwas Physisches. Man könnte sie halbgeistig nennen. Das Physische als Ding verschwindet im rhythmischen Vorgang.«[6]

Die physische Welt wird gleichsam aus der reinen Gesetzmäßigkeit des Physischen, aus der Schwere herausgehoben. Uns allen ist bekannt, wie schwere körperliche Arbeiten durch Rhythmus erleichtert werden können oder überhaupt erst durchführbar werden. Denken wir beispielsweise an manche Lieder der Flößer oder Holzfäller! Durch rhythmisches Anspannen und Entspannen läßt sich Kraft einsparen bzw. wird Erschöpfung vermieden. Das Entspannen ist dabei eine notwendige und wichtige Voraussetzung für eine sinnvolle Anspannung; Entspannung ist ein aktiver Vorgang.

Das Rhythmische hat eine ordnende, harmonisierende Funktion im Organismus: das eher Chaotische der Stoffwechseltätigkeit, der Gewebsflüssigkeit wird durch die Zirkulationsorgane rhythmisiert. »Dadurch aber harmonisiert sich die Innenwelt des Menschen, das innerhalb der Haut Gelegene, mit dem äußeren Wesen des Menschen.«[7]

Die Prozesse des oberen Menschen stehen den Prozessen des unteren Menschen polar entgegen. Die Spannung zwischen Ich – Tod und Astralleib – Krankheit einerseits und Ätherleib – Gesundheit und physischer Leib – Ernährung andererseits, ist kein statisches, sondern ein labiles, empfindliches System. »Wir sind dadurch Menschen, daß wir die polarisch entgegengesetzten Prozesse in uns tragen.«[8] »Und so wie die Waage, wenn sie nicht gleichmäßig belastet ist, so ausschlägt, ganz nach Naturgesetzen, daß der Waagebalken nicht horizontal liegt, so ist, weil das Leben ein in sich bewegliches ist, einfach nicht ein ruhender Gleichgewichtszustand vorhanden, sondern ein Gleichgewichtszustand, der nach beiden Seiten in Unregelmäßigkeit ausschlagen kann.«[9]

Methodisch gibt uns Rudolf Steiner einen Hinweis: Das Funktionelle, also das Wirken des Ätherischen in den Vorgängen des Organismus (die Physiologie), müsse als das Primäre angesehen werden; Formationen und Deformationen müssen aus dem Funktionellen hervorgeholt und verstanden werden.[9]

Rhythmische Phänomene im Menschen sind schon lange bekannt: Temperatur, Puls, Blutdruck, Ausscheidungen, Hormonausscheidungen schwanken im Tagesverlauf in typischer Weise. Es ist heute erwiesen, daß Starre in den meisten Fällen krankhafte Bedeutung hat. Im Pendeln zwischen den Polen wie Schlafen und Wachen, Ein- und Ausatmen besteht das Wesentliche, das unser menschliches Wesen ausmacht. Rhythmus ermöglicht das dynamische Gleichgewicht zwischen oben und unten, zwischen Astralleib und Ätherleib, vermittelt zwischen diesen beiden Qualitäten; er hebt die Phänomene in ein »Halbgeistiges«, er ermöglicht so Arbeit, vermeidet dabei Ermüdung und Erschöpfung. Durch die Integration der Ich-Organisation wird das Rhythmische im Gleichgewicht gehalten, wird gerichtet.

Kardiologisch gesprochen, handelt es sich um Ausgleich zwischen zwei Qualitäten: zwischen Systole und Diastole.

In der Medizin haben über lange Zeit die systolischen Phänomene große Aufmerksamkeit genossen; in letzter Zeit rücken die diastolischen Vorgänge immer mehr in den Vordergrund. Wir wissen heute, daß die meisten Herzerkrankungen mit einer Störung der diastolischen Vorgänge beginnen, lange Zeit bevor eine Kontraktionsstörung des linken Ventrikels verifizierbar ist.

Im Studium haben wir alle gelernt, welche Funktionen dem Herz-Kreislauf-System zugeordnet werden; für ein tieferes Verständnis der Qualitäten, der Gesten, die sich im Herz-Kreislauf-System manifestieren, reichen solche »Schulbetrachtungen« jedoch nicht aus – sowohl hinsichtlich der Umweltbelastungen als auch hinsichtlich der Krankheitserscheinungen im Verlaufe der menschlichen Biographie.[10]

Die Wesensglieder des Menschen

Der Mensch erscheint uns in der physischen Welt zunächst in seiner physischen Leiblichkeit. Er hat einen Leib, der aus physisch gewordenen Substanzen besteht und der Schwerekraft unterliegt. Geisteswissenschaftlich betrachtet ist der Mensch nicht ausschließlich das Ergebnis der physischen Kräfte: Gleichsam in reiner Form liegt der physische Leib dann vor uns, wenn wir einen Leichnam betrachten. Das Leben, die Bewegungen, verdanken wir einem zweiten Wesensglied, einer übersinnlichen, geistigen Leiblichkeit, die wir Ätherleib nennen. Darauf wurde bereits hingewiesen. Es sei hier noch einmal kurz charakterisiert. Dieser Ätherleib unterliegt nicht der erdgebundenen Schwerkraft, sondern wirkt vom Umkreis des Weltenalls auf den Mittelpunkt der Erde zu. Der physische Leib ist ein Raumleib, der Ätherleib ist ein Zeitleib. Dem Ätherleib, auch Lebensleib genannt, verdanken wir, daß die Pflanze aus der Erde wächst, daß die Stoffe in uns im Lebensstrom bleiben, daß wir Menschen wachsen, einen Stoffwechsel haben. Sowohl im Wachstum, im Gestalten, im Leibbilden als auch metamorphosiert im Denken offenbart sich die geistige Kraft des Ätherleibes. Das Ätherische kann im Leib wirksam werden über das Flüssige, über das langsame Strömen; es hat mit dem physischen Leib zusammen eine Beziehung zum Aufbau, zu den Prozessen der Gesundheit. Es ist Träger der Gewohnheiten.[11,8]

Das dritte Glied des Menschen ist der Astralleib. Er ist Träger der seelischen Regungen (Sympathie–Antipathie, Leid–Freude). Seine Wirksamkeit tritt physisch in Erscheinung im Ein- und Ausatmen, im Impulsieren, in der Muskelkraft; der Blutdruck ist direkter Ausdruck des physischen Eintauchens des Astralleibes.[12] Er ist Träger des wachen Bewußtseins, ihm sind Abbauvorgänge zuzuordnen – auch Krankheitsprozesse.[9]

Das vierte Wesensglied des Menschen ist das Ich, die Ich-Organisation: Ihr verdanken wir unsere Individualität, unser Selbstbewußtsein. Jeder Mensch kann nur zu sich selbst »Ich« sagen: Darin spiegelt sich das unverwechselbare, das höchst persönlich Individuelle eines jeden Menschen. Das Ich hat im Leib eine koordinierende, ordnende und integrierende Funktion. Es hält die Prozesse in sinnvoller Ordnung, greift vornehmlich über Wärmeprozesse in das Leibesgeschehen ein.

Die vier Wesensglieder sind immer im Menschen präsent und tätig, wenn auch mit differenzierten Schwerpunkten; ihr Verhältnis untereinander ist nie statisch: es ist ein dynamisches Wirken, ein sensibles Gleichgewicht, das immer wieder neu aufrechterhalten werden muß, soll nicht Krankheit oder Tod eintreten. Jedes Organ zeigt eine besondere Beziehung zu einem der vier Wesensglieder; das Verhältnis ändert sich zudem im Laufe des Lebens. So gibt es Krankheiten, die für ein bestimmtes Alter typisch sind – denken wir an die Kinderkrankheiten, die im höheren Alter selten auftreten.

Schon im Tagesverlauf ändert sich das Verhältnis der Wesensglieder untereinander. Im Schlaf »trennen« sich Astralleib und Ich von Ätherleib und physischem Leib; im Wachen durchdringen sich die vier Wesensglieder neu. Zum Wesen des gesunden Lebens gehört dieses Pendeln, dieses Hin und Her, dieses Eintauchen und Loslassen: Ein zuviel an Schlaf oder an Wachheit ist gleichermaßen ungesund.

Ausdruck der Wechselwirkung der vier Wesensglieder sind rhythmische Vorgänge, die im Herz-Kreislauf-System in reinster Form erscheinen. Rhythmus ist Eintauchen und Wiederloslassen von Astralleib und Ich im physischen Leib und Ätherleib – ein labiles und gleichzeitig sensibles Organsystem, das uns einerseits das Seelenleben ermöglicht, uns aber gleichzeitig empfindlich macht für viele Faktoren, die von außen auf uns zukommen, die zu Krankheiten im Herz-Kreislauf-System führen können. Unsere Lebensart, die gesamte Zivilisation begünstigen die verhärtende, abbauende, sklerosierende Tendenz des Astralleibes; die permanente Sinnesüberflutung darf in diesem Zusammenhang nicht vergessen werden.

Unter diesen kurz geschilderten Gesichtspunkten soll nun versucht werden, das Herz-Kreislauf-System näher zu schildern.

Gesichtspunkte zum Herz-Kreislauf-System

Rudolf Steiner[9,13] schildert die Ernährung als ein Abtöten der Nahrungsstoffe. Das, was wir zu uns nehmen, hat Reste seines Ursprungs in sich (Pflanzliches, Tierisches). Es ist die Aufgabe der Verdauung, diese Reste zu tilgen. Sie müssen unorganisch gemacht, zum Baustein umgearbeitet werden. Nichts Totes kann in den menschlichen Organismus hereingelassen werden. In dem Augenblick, in dem die Stoffe den Darm verlassen und in das Herz-Kreislauf-System gelangen, werden sie vitalisiert, ins Organische eingefangen, in das Ätherische aufgenommen. Die Stelle, wo dieses Ätherisieren beginnt, können wir im Kapillarkreislauf lokalisieren.

Betrachten wir die Besonderheiten des Kapillarkreislaufes etwas näher: Kapillargefäße befinden sich überall im Körper, sie stellen den Übergang vom arteriellen zum venösen Schenkel dar. An dieser Stelle ist der sonst geschlossene Kreislauf offen: Durch winzige Poren in der Gefäßwand oder durch Durchlässigkeit der Gefäßwand selbst ist ein intensiver Austausch mit dem Gewebe möglich. Zwischen Gefäßbett und Gewebe findet ein Austausch von etwas 20 Liter Flüssigkeit am Tag statt! Durch aktive Leistung wird der Nahrungsbrei im Darm verändert, bevor er aufgenommen wird. Im Kapillargewebe fließt das Blut sehr langsam; durch die enorme Verzweigung der kleinen Haargefäße ergibt sich eine unglaubliche Vergrößerung der Fläche: Sie erreicht etwa 6000 m². Das Blut ist durch die roten und weißen Blutkörperchen in physikalischem Sinne keine ideale Flüssigkeit, wie z.B. Wasser. Fließendes Wasser zeigt unendlich viele äußerst dünne Schichten, die mit verschiedenen Geschwindigkeiten aneinander dahingleiten.[14] Die Blutkörperchen stören das Fließen des Blutes um so mehr, je kleiner das Gefäß ist. Durch Eigenschaften der Blutzellen werden die physikalischen Gesetze, die für die großen Gefäße gelten, im Kapillarkreislauf weitgehend aufgehoben.

Die Besonderheiten des Kapillarkreislaufes im Menschen hinsichtlich Bau und Funktion sowie hinsichtlich der rheologischen Phänomene sind an anderer Stelle bereits ausführlich besprochen worden.[15]

Verfolgen wir die weiteren Abschnitte des Kreislaufes, so treten andere Schwerpunkte in den Vordergrund. Die Kapillargefäße vereinigen sich und bilden immer größere Gefäße, die schließlich zu Venen werden; es sind relativ dünnwandige Gefäße, die das Blut zum Herzen führen. Die dünne Muskelschicht (meist nur einzelne Muskelfasern) ist außen an der Venenwand angeordnet; die Blutströmung in der Vene ist langsam, kontinuierlich, der Blutdruck ist niedrig, ohne große Schwankungen. Insgesamt ergibt sich das Bild eines langsam und behäbig dahinfließenden Stromes.

Die Leber, ein zentrales Organ des Stoffwechsels und des Aufbaues, ist in den venösen Kreislauf eingeschaltet. Ein Zuviel an arteriellem Blut richtet sie rasch zugrunde. Sie befindet sich im rechten

Oberbauch, an einer Stelle, die bei Lagewechsel des Körpers keine Änderung des venösen Druckes zeigt. Dieses so wichtige Organ des Stoffwechsels vermeidet Druckänderung, es benötigt für eine ungestörte Funktion einen konstanten und ruhigen Fluß.

Im Verlauf der Venen sind einige »Hilfen« zu finden, die von außen das Blut in Richtung Herz impulsieren. Zum leichteren Verständnis stellen wir uns den Weg des Blutes von den unteren Extremitäten zum Herz vor. Die Beinvenen zeigen in regelmäßigen Abständen Klappen, die ein Zurückfließen des Blutes verhindern. Die Betätigung der Beinmuskulatur beim Gehen bewirkt eine Kompression von außen auf das Gefäß. Dabei entstehen große Druckunterschiede, die in der gleichen Größenordnung liegen wie im Herzen. Durch Sog und Druck wird das Blut impulsiert. Dieses wichtige Phänomen wird auch »Muskelpumpe« genannt, von einigen Autoren sogar als »peripheres Herz« definiert. Es kann bis zu einem Drittel der Energie liefern, die das Blut zum Kreisen im Körper benötigt.

Eine weitere Hilfe bekommt das Blut durch die Bewegung des Zwerchfells, letztlich also über die Atmung. Diese Bewegung erzeugt Über- und Unterdruck im Brustkorb, so daß das Blut angesaugt und schneller zum Herz befördert wird. Diese sogenannte »Atempumpe« ist eine beträchtliche Hilfe für das Kreisen des Blutes.

Das Niederdrucksystem (Kapillarkreislauf, Vene, rechtes Herz, Lungenkreislauf) nimmt etwa 85% der gesamten Blutmenge des Körpers auf. Im Hochdrucksystem (linkes Herz und Arterien) finden wir dagegen nur 15% des Blutes. Übertragen wir einem Menschen 1000 ml Blut, so verteilen sich 995 ml im Niederdrucksystem, nur 5 ml finden wir im Hochdrucksystem wieder. Die Dehnbarkeit (die Fähigkeit, Volumen aufzunehmen, ohne nennenswerte Druckerhöhung) ist im venösen System etwa 200mal höher als im arteriellen. Diese Phänomene unterstreichen eindrucksvoll die Aufnahmefähigkeit des Niederdrucksystems: es kann Volumen aufnehmen, vermeidet dabei aber eine Druckerhöhung. Das Hochdrucksystem dagegen baut rasch Druck auf, verhindert aber eine Volumenaufnahme. Diese Qualität des Niederdrucksystems entspricht als Gestus der Diastole (Entspannung) des Herzens. Entspannung ist eine aktive Fähigkeit, eine Qualität, die zur Ruhe führt, die dem aufbauenden Stoffwechsel und dem Schlafe zuzuordnen ist.

Das Herz gilt als das zentrale Organ des Herz-Kreislauf-Systems; in ihm kommt das rhythmische Pendeln in vollendeter Form zum Ausdruck. Etwa 70mal in der Minute kontrahiert es sich (Systole) und treibt das Blut in die Aorta, erschlafft (Diastole) und nimmt so das Blut aus den Hohlvenen auf. Wie schon geschildert, liegt die Muskulatur der Venen außen. Das Herz ist ein Muskel – es kann im Unterschied zur Körpermuskulatur nicht krampfen. Die Erschlaffungsphase beträgt etwa zwei Drittel, die Kontraktion dagegen etwa ein Drittel des Herzzyklus. Die Durchblutung des Herzens über die Herzkranzgefäße geschieht fast ausschließlich in der Diastole. Ernährung und Erholung des Herzens werden so ermöglicht. Im Herzen sind hohe Drucke zu messen, mit hoher Amplitude: in der Systole bis etwa 120–130 mmHg, in der Diastole fällt der Druck ab bis auf etwa 0 mmHg.

Das rechte Herz mit dünner Wand und niedrigem Druck (etwa 20 mmHg) zeigt seine Verwandtschaft zum venösen System; das linke Herz hat eine etwa fünfmal dickere Muskelwand und zeigt mit seinen höheren Drucken seine Zugehörigkeit zum arteriellen System. Durch Gliederung der Funktion, durch rhythmische Spannung und Entspannung und durch Wärmeproduktion in einer hochkomplexen Organeinheit kommt die Ich-Funktion in ihrer integrierenden Tätigkeit zum Ausdruck.

Die Arterien sind Gefäße mit einer dicken Wand, die elastische Fasern und Muskulatur enthält. Schon auf geringe Volumenschwankungen folgt eine Blutdruckänderung. Die Arterie erschlafft nicht wie das Herz, sondern behält einen Grundtonus, eine gewisse Anspannung bei. Der hohe systolische Druck ist Ausdruck für die Impulsierung, die Anspannung, und ist in der Regel identisch mit dem höchsten Druck im Herzen. Der tiefere diastolische Druck zeigt den »Haltetonus«, die »Grund-Spannung« der Arterie.

In der Arterie herrschen Druckschwankungen, die wir in der

Vene nicht finden. Das Blut fließt diskontinuierlich unterbrochen. Es wird impulsiert und fließt schnell; wenn der systolische Impuls nachläßt, kann der Fluß aber kurzzeitig sogar stillstehen. Diese Diskontinuierlichkeit ist eine Eigenschaft, die auf Bewußtseinsprozesse, auf Wach-Sein hinweist, auf Abbauprozesse! Das arterielle Blut (sauerstoffreich) ermöglicht in den Organen die Oxidation, die Verbrennung. Dieses sind Phänomene, die auf die organisch gebundene Tätigkeit des Astralleibes hinweisen.

Folgende Übersicht soll das Geschilderte zusammenfassen:[16]

Weitere Phänomene sind in diesem Zusammenhang wichtig. Unter dem Gesichtspunkt einer reinen Pumpe ist der »Wirkungsgrad« des Herzens sehr gering: Gemessen am Sauerstoffverbrauch benötigt es etwa 20% für den Basisstoffwechsel, nur 10–20% werden in mechanische »Pumparbeit« umgesetzt, aber 60–70% gehen als Wärme angeblich »unnötig« verloren. Ein Vehikel im Leib für die Ich-Organisation ist aber gerade die Wärme, die vom Herzen an das Blut abgegeben wird.[17]

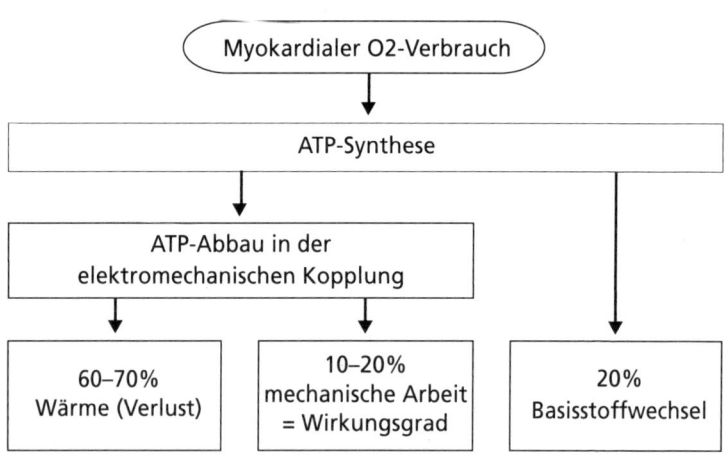

Abb. 1

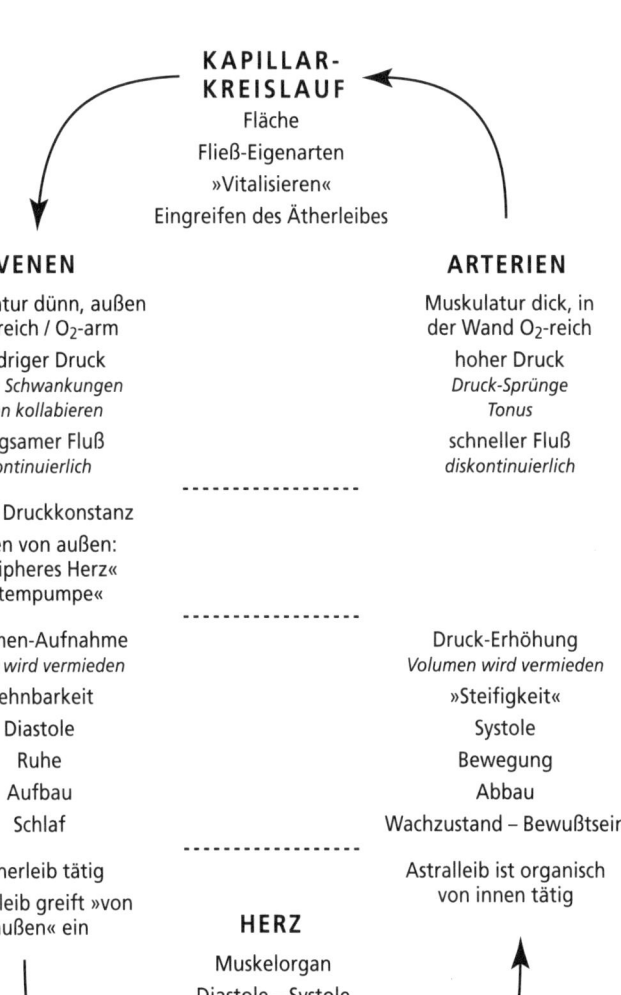

KAPILLAR-KREISLAUF
Fläche
Fließ-Eigenarten
»Vitalisieren«
Eingreifen des Ätherleibes

VENEN	ARTERIEN
Muskulatur dünn, außen	Muskulatur dick, in
CO_2-reich / O_2-arm	der Wand O_2-reich
niedriger Druck	hoher Druck
wenig Schwankungen	*Druck-Sprünge*
kann kollabieren	*Tonus*
langsamer Fluß	schneller Fluß
kontinuierlich	*diskontinuierlich*

Leber: Druckkonstanz

Hilfen von außen:
»Peripheres Herz«
»Atempumpe«

Volumen-Aufnahme	Druck-Erhöhung
Druck wird vermieden	*Volumen wird vermieden*
Dehnbarkeit	»Steifigkeit«
Diastole	Systole
Ruhe	Bewegung
Aufbau	Abbau
Schlaf	Wachzustand – Bewußtsein
Ätherleib tätig	Astralleib ist organisch
Astralleib greift »von	von innen tätig
außen« ein	

HERZ

Muskelorgan
Diastole – Systole
Qualitäten »venös« und »arteriell«
integrierender Bestandteil der Tätigkeit
Extreme Drucksprünge
Wärmeentwicklung
Rhythmus: »halbgeistig«
Zusammenfassung durch Gliederung
Integrierende ICH-Tätigkeit

Abb. 2

89

Druckarbeit (oder Arbeit gegen Widerstand, z.B. bei Aortenstenose oder Hypertonie) erhöht im Herzen den Sauerstoffverbrauch überproportional, ohne daß der Wirkungsgrad entsprechend ansteigt. Volumenarbeit dagegen (z.b. Aorteninsuffizienz) benötigt erstaunlich wenig Sauerstoff, bei deutlicher Erhöhung des Wirkungsgrades.[17]

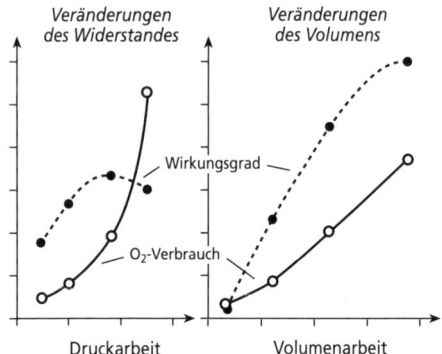

Abb. 3: *Wirkungsgrad des Herzens bei Veränderung des Strömungswiderstandes oder des venösen Zuflusses (nach Gollwitzer-Meier). Die Druckbelastung ist für das Herz energetisch schlechter als eine Volumenbelastung.*

Auswirkung hämodynamischer Veränderungen auf den myokardialen Sauerstoffverbauch

50% Anstieg von	führt zu:	Anstieg des myok. O_2-Verbrauchs um
Wandspannung		20–30%
Kontaktilität (V_{max})		40–50%
Herzfrequenz		50%
Druckarbeit		50%
Volumenarbeit		4%

Gedanklich können wir das Herz durch eine Längsachse teilen. Es ergibt sich dann eine linke Seite, die aus dem linken Vorhof und Ventrikel besteht, sowie eine rechte Seite, bestehend aus rechtem Vorhof und rechtem Ventrikel. Die linke Seite entspricht dem arteriellen Gestus mit hohen Drucken und großen Drucksprüngen. Sie ist dem männlichen Typus zuzuordnen. Die rechte Seite entspricht mehr dem venösen Typus mit niedrigen Drucken und geringen Drucksprüngen. Mit den oben beschriebenen venösen Qualitäten ist sie dem weiblichen Typus zuzuordnen.

Wir können das Herz aber auch auf der Ebene des Herzgerüstes, auf der Klappenebene, durch eine Querachse gedanklich teilen. Es ergibt sich dann ein oberer Teil mit den zwei Vorhöfen und ein unterer Teil mit den zwei Ventrikeln. Der obere Teil entspricht dann mit den niedrigen Vorhofdrücken wiederum mehr dem venösen, der untere Teil mit den beiden Ventrikeln und den im Verhältnis dazu höheren Drücken mehr dem arteriellen Typus des Kreislaufes.

Bis in die Pathophysiologie des Herzens selber finden sich demnach der venöse und der arterielle Typus wieder!

Psychosoziale Faktoren

In mehreren Studien zeigt sich ein Zusammenhang zwischen Herz-Kreislauf-Erkrankungen und Faktoren aus dem privaten und beruflichen Bereich. Die Seelenhaltung spielt ebenfalls eine bedeutende Rolle. Typisches Verhalten ist eine permanente Bereitschaft zum Wettstreit, übertriebener Ehrgeiz, verbunden mit Streben nach Aufstieg; ungenügend definierte Zielsetzungen, übertriebene Forderungen an sich selbst, Hang zur Perfektion gehören dazu. Der überfüllte Kalender programmiert Zeitdruck. Es entsteht auf Dauer die Situation einer übertriebenen, unrealistischen Anforderungsbewertung, die Kluft zwischen Anforderung und Leistungsfähigkeit wird größer.

Das übertrieben leistungsorientierte Verhalten führt in eine

Einseitigkeit: der Betroffene vernachlässigt Freizeit und Urlaub und wird unfähig, effektiv zu entspannen. Chronischer Streß am Arbeitsplatz (Arbeitsplatzunsicherheit sowie subjektive Einschätzung der Anforderung und Integration) korreliert deutlich mit einer erhöhten Inzidenz der klassischen Risikofaktoren (Cholesterin, LHD, HDL, Rauchen, Alkohol und Übergewicht). Isolation, das Gefühl familiäre und freundschaftliche Geborgenheit verloren zu haben, sind weitere Faktoren, die schützend oder schädigend wirken können.

Hier ein Beispiel:»Das um 1960 1600 Einwohner zählende Dorf (Roseto/Pennsylvania) behielt als eine Art von Reservatdistrikt inmitten der anglo-amerikanischen Umwelt mediterrane Tradition bei: katholischen Glauben, ausgesprochenen Sippensinn und kulinarische Lebensweise. Roseto war um 1960 berühmt für Feste und Familiengelage (mit sehr fetten Mahlzeiten). Als Wunder von Roseto ging dieses sozial-medizinische Phänomen in die Literatur ein. Denn während eine derartige Nahrungsweise dazumal weltweit als Risikofaktor für Herzinfarkt diskutiert wurde, lag die Sterblichkeit an Herzinfarkten in Roseto niedrig; britischbürtige Einwohner der Nachbarstädte Rosetos starben viermal so häufig an Herzinfarkt. 1972 hatte sich außer der Lebensweise der Rosetaner auch deren Sterblichkeit wesentlich geändert. Die italienische Einwandererküche war das einzige, was sich nicht geändert hatte, alles übrige hatte sich dem american way of life angepaßt: Das mittlere Familieneinkommen war seit 1961 von 7000 bis 11.300 Dollar gestiegen. Die Männer hatten jetzt Bürojobs, die einen Pendelverkehr von 30–50 km täglich erforderten ... 1961 setzte sich keine Familie in Roseto zu Tisch, wenn nicht alle beisammen waren, jetzt kommen sie hereingerannt, stopfen sich etwas in den Mund und sausen wieder los ... Die Infarktrate – früher viermal so niedrig wie die der Umgebung – ist inzwischen von 1961–1972 auf das Dreifache des amerikanischen Durchschnittes hinaufgeschnellt.«[18]

Die Bedeutung der sozialen Gebundenheit zeigt sich außerdem in vielen weiteren Studien.[19]

Aus dem kurz Skizzierten läßt sich erkennen, daß diese heute so häufig prädominierende Lebensweise eine ständige einseitige Betonung des arteriell, abbauenden astralen Poles darstellt, mit Vernachlässigung des venösen entspannenden Gestus. In einer großen Zahl von Studien konnte gezeigt werden, daß allein durch verhaltensmedizinische Maßnahmen sowie Entspannungstechniken mehrere Effekte erzielt werden können.

In einer amerikanischen Studie, die 1990 erschienen ist[20], sind erstmals eindruckvolle Ergebnisse einer Lebensstiländerung publiziert worden. 94 Patienten mit angiographisch erwiesener Coronarstenose wurden in zwei Gruppen aufgeteilt. Die Versuchsgruppe mußte ihre Lebensgewohnheiten ändern: fettarme, vegetarische Kost, maßvolles Bewegungstraining (3 Stunden wöchentlich), Rauchverbot, Gruppentherapie (Besprechungen) und Streßbewältigungsstraining. Der Kontrollgruppe wurden keine Auflagen gemacht. Schon nach 12 Monaten sank in der Versuchsgruppe das Cholesterin um 24,3%, das LDL-Cholesterin um 37,4% (ohne medikamentöse Therapie). Die Häufigkeit der Angina pectoris-Anfälle sank um 91%, in der Kontrollgruppe dagegen stieg sie um 165%, das Cholesterin blieb unverändert.

Bei Kontroll-Coronarographien sank der durchschnittlich prozentuale Stenose-Durchmesser von 40 auf 37,8%, stieg hingegen in der Kontrollgruppe von 42 auf 46,1%. Die Coronarstenosen entwickeln sich über Jahrzehnte, so daß in nur zwölf Monaten diese Resultate bemerkenswert sind. Bedenkt man, daß sich die Perfusion eines Gefäßes mit der vierten Potenz des Durchmessers ändert, so sind auch relativ kleine Veränderungen hämodynamisch relevant.

Damit sind erstmalig Hinweise untermauert und verifiziert, daß eine Verminderung der Betonung des astralen Gestus, verbunden mit einer Unterstützung des venösen Aufbaugestus nicht nur prophylaktisch wirkt, sondern sogar morphologische Veränderungen bessert.

Die Freizeit des Menschen wird immer länger. Programmierte Vollbeschäftigung in der Freizeit führt dann wieder zu Hektik, Eile und Rastlosigkeit. Beispielhaft dafür ist die Freizeitindustrie, deren Angebote »man« möglichst in großer Zahl annehmen muß.

Dem Karrieredruck möchte man entrinnen, begibt sich dafür aber allzuoft in einen »Freizeitdruck«.

Diese angespannte Lebensart wird von uns Erwachsenen häufig schon in die Kinderwelt projiziert: Morgens Schule, nachmittags Schwimmen, Tennis oder andere Kurse, so daß man häufig erleben kann, daß Kinder mit 7–9 Jahren bereits kaum Zeit haben für das Spielen, für das Loslassen. Schon in diesem Alter werden Hast- und Rastlosigkeit dem Kind als Lebensmuster eingeprägt. Das Spielen als Notwendigkeit in der kindlichen Entwicklung, als notwendige Verarbeitung der Eindrücke, wird aus der Kinderwelt allzu oft wegorganisiert.

Bewegung

Durch Beruf, Arbeit, vor dem Fernseher verbrachte Freizeit oder mentale Arbeit (Lesen, Arbeiten am Schreibtisch) bewegen wir uns im allgemeinen viel zu wenig. Mit Bewegungsmangel sind oft andere Faktoren assoziiert, die sich negativ auf das Herz-Kreislauf-System auswirken, wie z.b. falsche Ernährung oder anderes. Körperliche Aktivität senkt Gewicht und Blutfette, auch unabhängig von diätetischen Maßnahmen.[21] Schon länger bekannt ist der blutdrucksenkende Effekt einer regelmäßigen körperlichen Betätigung. Nach zahlreichen Untersuchungen, die ich hier nicht alle zitieren kann, ergeben sich bei körperlicher Betätigung wichtige Allgemeineffekte:

a) eine positive Änderung der Essensgewohnheiten (Genuß-mittel) und der Lebensgewohnheiten
b) eine bessere Streßbewältigung und Verarbeitung
c) eine Änderung des Typ-A-Verhaltens, das als riskant hinsichtlich der Herz-Kreislauf-Erkrankungen gilt

Voraussetzung hierfür ist jedoch, daß die Bewegung nicht mit Streß oder Zwang ausgeübt wird, ohne Ehrgeiz. Damit die dynamische körperliche Belastung physiologische Effekte zeigen kann,

muß sie folgende Kriterien erfüllen: Sie muß regelmäßig ausgeübt werden, optimal sind täglich 10–15 Minuten oder zwei bis
dreimal die Woche 30–45 Minuten. Körperliche Betätigung am
Wochenende erreicht nicht die gewünschten Effekte. Die Intensität der Bewegung muß so sein, daß die Trainingsfrequenz erreicht
wird (Faustregel: 180 minus Lebensalter entspricht etwa 50–60%
der maximalen Leistungsfähigkeit).[22,23] Werden diese Bedingungen erfüllt, ergeben sich folgende Effekte:

1. Verminderte Herzfrequenz, verlängerte Diastole, Verminderung des O_2-Verbrauches (Ökonomisierung der Herzarbeit)
2. Zunahme des Schlagvolumens (Verminderung der Druckarbeit, Vermehrung der Volumenarbeit des Herzens)
3. Höhere elektrische Stabilität des Myokards (antiarhythmischer
   Effekt)
4. Verminderte Katecholaminausschüttung
5. Verminderung des peripheren Widerstandes (vegetative Um-
   stellung im Sinne einer verminderten sympatico-adrenalen
   Reaktion)
6. Das Cholesterin sinkt, HDL-Fraktion steigt
7. Die Kohlenhydratverwertung wird verbessert
8. Die muskuläre Leistungsfähigkeit senkt den myokardialen
   Sauerstoffverbrauch zusätzlich
9. Rheologische Eigenschaften werden verbessert, Adhäsivität
   und Aggregabilität der Thrombozyten reduzieren sich

Erwähnenswert ist auch der positive Effekt der körperlichen Bewegung auf Prophylaxe und Therapie der arteriellen Verschlußkrankheit der peripheren Gefäße.

Wenn wir uns an die zu Beginn geschilderten Gesten des Herz-
Kreislauf-Systems erinnern, so läßt sich erkennen, daß mangelnde
körperliche Tätigkeit den arteriellen, astralen Gestus betont, während körperliche Bewegung den venösen, ätherischen Gestus verstärkt und so den verhärtenden Krankheitstendenzen entgegen-
wirkt, sowohl auf seelischer als auch auf physiologischer
(physisch-ätherischer) Ebene.

Ernährung und Risikofaktoren

Heute müssen wir davon ausgehen, daß bereits 15–20% der Kinder fettleibig sind. 70% davon bleiben auch im Erwachsenenalter übergewichtig. 16% der Erwachsenen sind in der BRD im strengen Sinne fettsüchtig (definiert als 20% und mehr über dem Normalgewicht), als übergewichtig müssen 30–40% der Bundesbürger angesehen werden. Bei 75% der Bevölkerung findet man einen Cholesterinwert über 200 mg%. Die wichtigsten Risikofaktoren sind in ihrer Reihenfolge: Fettstoffwechselstörungen, Hypertonie, Zigarettenrauchen, Diabetes mellitus, familiäre Disposition. Je mehr Risikofaktoren zusammenkommen, um so höher ist das Risiko, an einer coronaren Herzkrankheit zu erkranken (von 2% auf 45%). In vielen mediterranen und asiatischen Regionen beträgt z.b. das mittlere Plasmacholesterin 103–160 mg% und die coronare Herzkrankheit spielt keine relevante Rolle.[24]

In der BRD sterben jährlich etwa 150.000 Menschen an einer coronaren Herzkrankheit, ohne eine Tendenz zur Reduzierung; in den USA hingegen konnte in den letzten Jahren eine deutliche Reduzierung dieser Erkrankung erzielt werden.

In mehreren Arbeiten konnte gezeigt werden, daß eine deutliche Senkung des Cholesterinspiegels das Fortschreiten einer coronaren Herzkrankheit stoppen kann oder gar Coronarstenosen wieder abnehmen können.

Interessant erscheinen mir in diesem Zusammenhang die Ergebnisse einiger Studien an Vegetariern:[25,26] Niedriger (als in der Allgemeinbevölkerung) waren Cholesterin und Blutdruck, die Untersuchten waren im allgemeinen magerer, betätigten sich körperlich mehr, rauchten deutlich weniger. Im Beobachtungszeitraum von zehn Jahren traten lediglich etwa die Hälfte der erwarteten Todesfälle auf (insgesamt und speziell Herz-Kreislauf-Krankheiten); chronische und bösartige Erkrankungen waren deutlich seltener.

»Im gesunden Organismus werden die animalischen (astralischen) Kräfte so viel Fett erzeugen oder aufnehmen, als durch die Ich-Organisation in Wärmevorgänge übergeführt werden kann, und dazu noch diejenige Menge, die notwendig ist, um die Muskel- und Knochenmechanik in Ordnung zu halten.«[11] Ein Zuviel kann nicht ausreichend von der Ich-Organisation ergriffen werden, wird unverbraucht in den Organismus geführt, fällt aus dem Ich-geführten Sinnzusammenhang heraus und kann sich ablagern, befällt vorzugsweise die Arterienwände, führt zu Verhärtungen, verschlechtert schließlich oder verhindert gar (durch Plaques) das Fließen des Blutes. Eine Versteifung der Gefäße führt zu einem erhöhten Blutdruck; das System (Gefäßwand-Fließfähigkeit des Blutes) fällt in die Schwere.

Durch ein Übermaß an astralischer Aktivität oder Betonung der astralischen Geste (einseitige Beanspruchung) wird die Ich-Organisation aus den Gefäßen ausgetrieben: Es können so Verkalkungen auftreten (knochenähnliche Bildungen an falscher Stelle).[11]

Auch in dieser Kürze können wir den Gestus erkennen: Das Gesunde, Aufbauende des venösen Systems ist schließlich behindert bis aufgehoben; was bleibt, ist die einseitige Überbetonung des rein Stofflichen, des Abgelagerten, des Aus-dem-Leben-Gefallenen.

Ein kurzer beispielhafter Blick auf die Folgen der heutigen Ernährung soll diesen Abschnitt abschließen.

Durch Behandlung und Konservierung ändert sich oft gravierend die Zusammensetzung der Nahrungsmittel (s. Tabelle 1).

Wir sehen die Tendenz: Weniger Kalium, dafür mehr Natrium, weniger Magnesium, aber mehr Calcium. Elektrophysiologisch ermöglicht Kalium die Depolarisation und die Erholung; Natrium ist für die Impulsierung, Polarisation und Erregung verantwortlich. Calcium bewirkt Kraft durch Kontraktion (Systole), Magnesium ermöglicht die Entspannung (Diastole). Der Gestus ist eindeutig: Verstärkung des arteriellen Typus auf Kosten des venösen Loslassens.

Weitere Faktoren (u.a. Lärm, Alkohol, Kaffeegenuß, Rauchen) erhöhen den peripheren Widerstand und betonen insgesamt den arteriellen Gestus.

Elektroytgehalt einiger Nahrungsmittel

	NA	K	Ca	Mg
Ananas frisch	0,3	210	17	17
Konserven	1	120	11	8
Pfirsiche frisch	0,5	160	9	10
Konserve	5	107	4	6
Bohnen frisch	1,7	256	56	26
Konserve	236	95	45	13
Erbsen frisch	2	370	26	30
Konserve	260	201	25	25
Spargel frisch	2	240	22	20
Konserve	236	166	19	15
Tomaten frisch	3	268	13	11
Konserve	130	217	6	12
Reis Vollreis	9	150	32	119
glasiert	6	113	24	28
Getreide[1]	1–9	120–800	6–70	37–300
Fleisch[1]	70–150	200–400	10–20	10–20
Wurstwaren[1]	700–1000	100–300	10–20	10–15

Bedarf pro die: tatsächlicher Verbrauch

Ca	800 mg	
Mg	220–260 mg	
Na	2–3 gr	6–18 gr USA/5–6 gr Europa
K	2–3 gr	

[1] Angaben in mg pro 100 g Substanz. Diese Angaben geben den Schwankungsbereich, die Größenordnung der 4 Elektrolyte pro 100 g Substanz wieder (aus: Wissenschaftliche Tabelle Geigy, Basel 1977)

Tabelle 1

In der gesamten Betrachtungsweise des Herz-Kreislauf-Systems werden die im folgenden aufgelisteten Lebensaktivitäten als sogenannte positive Faktoren im Gegensatz zu den Risikofaktoren meines Erachtens viel zu wenig berücksichtigt:

Intaktes Familienleben
Menschengerechte Erziehung
Keine Überforderung des Intellektes des Kindes
Spielendürfen
Ausreichender Schlaf
Aktives Musizieren
Künstlerische Betätigung
Lesen
Konzert
Theater
Oper
Interesse entwickeln für Menschen
Sich für etwas begeistern
Sich innerlich erwärmen
Sich freuen können
Aufgaben erfüllen
Spaziergänge
Arbeiten in und an der Natur
Staunen können wie die Kinder
Mahlzeiten als soziales Moment
Gespräche unter Menschen
Hobbys
Rhythmischer Tagesablauf

Diese Auflistung soll nur beispielhaft sein und zum Nachdenken anregen; sie könnte unter der Überschrift gesehen werden: »Natur und Kultur aktiv erleben und gestalten im Sinne einer aktiven Entspannung.«

Herz-Kreislauf-Erkrankungen

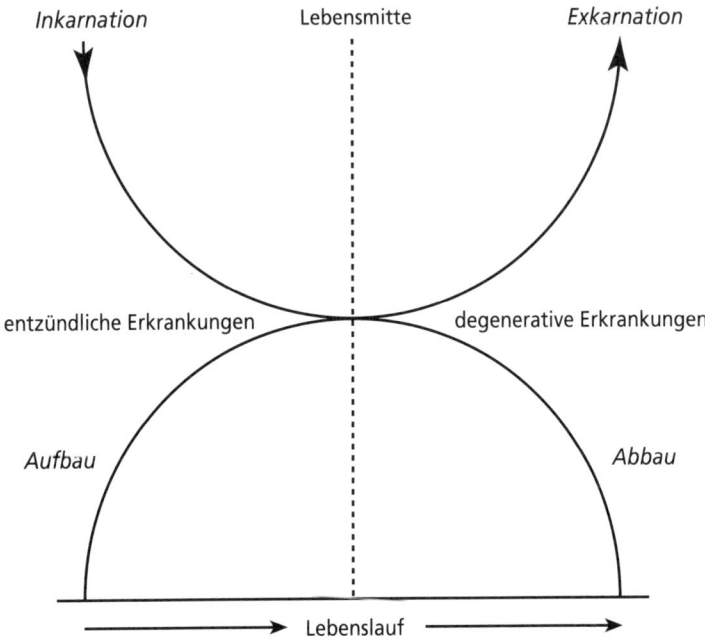

Abb. 4

In Abb. 4 habe ich versucht, eine allgemeine Gesetzmäßigkeit im Lebenslauf darzustellen. In der ersten Lebenshälfte überwiegen aufbauende, venöse Tendenzen. Die gesamte embryonale Wachstumszeit findet in einem venösen Milieu statt, wenig Sauerstoff, viel CO_2, wenige Druckschwankungen, viel Ruhe und Kontinuität. Die mütterliche Placenta »schützt« den Embryo vor zuviel Sauerstoff: Atmet beispielsweise die Mutter reinen Sauerstoff ein, so steigt ihr Sauerstoffpartialdruck erheblich an, der Sauerstoffpartialdruck des Embryos dagegen kaum.

In der ersten Lebenshälfte überwiegen ganz allgemein entzündliche Erkrankungen – es ist aber auch meist die gesündeste Zeit im Leben. In der zweiten Lebenshälfte kommt ein Abbau langsam zum Vorschein, degenerative, sklerotische Erkrankungen treten nun gehäuft auf.

Wenn wir versuchen wollen, eine Systematik zu skizzieren, kommen einige Schwierigkeiten auf. So gibt es starke individuelle Unterschiede zwischen Mensch und Mensch; Frauen und Männer sind häufig unterschiedlich von der gleichen Krankheit befallen; die Krankheiten selber ändern sich im Laufe der Jahre; viele Kankheitsprozesse beginnen bereits im 10.–20. Lebensjahr, manifestieren sich aber erst später; schließlich spielt – wie oben geschildert – die Lebensweise des einzelnen eine große Rolle. Im tabellarischen Anhang habe ich einige dieser Phänomene beispielhaft zusammengestellt.

Versuchen wir nun einzelne Herz-Kreislauf-Erkrankungen kurz zu betrachten:

Angeborene Herzfehler
Der persistierende ductus arteriosus Botalli ist bei Frauen etwa zweimal so häufig wie bei Männern. Der Vorhof-Septum-Defekt (ADS) ist bei Frauen etwas häufiger als bei Männern, der Ventrikel-Septum-Defekt (VSD) ist bei Männern und Frauen etwa gleich häufig anzutreffen.

Die *Aortenisthmusstenose* tritt bei Männern zwei- bis fünfmal häufiger auf als bei Frauen.

Das *rheumatische Fieber* hat seinen Häufigkeitsgipfel zwischen 5 und 15 Jahren, ist bei Frauen etwa gleich häufig anzutreffen wie bei Männern, hat aber in den letzten Jahrzehnten insgesamt deutlich abgenommen (s. tabellarischer Anhang). Diese Erkrankung führt bei Männern häufiger zu einer Aorteninsuffizienz und bei Frauen häufiger zu einer Mitralstenose.

Die *Mitralstenose* tritt bei Frauen zwei- bis viermal häufiger auf als bei Männern. Sie hat ihren Erscheinungsgipfel zwischen 20 und 40 Jahren. Die typische Form der Mitralstenose zeigt sich als sklerotisches Endergebnis einer Entzündung an der Mitralklappe. Erinnern wir uns an die oben geschilderte horizontale Teilung des Herzens (s. S. 91), so liegt die Mitralklappe an der Grenze zwischen dem linken Vorhof und dem linken Ventrikel, also zwischen dem venösen und dem arteriellen Gestus; so verwundert es nicht, daß die Mitralklappe insgesamt häufiger bei Frauen befallen ist als bei Männern.

Das *Takajasu-Syndrom* ist eine infektiöse bzw. autoimmune Aortitis. Als infektiöse Erkrankung hat sie ihr Erscheinungsmaximum zwischen 10–30 Jahren, in Europa jedoch zwischen 40 und 50. In den allermeisten Fällen erkranken Frauen (80–90%).

Das *Mitralklappen-Prolapssyndrom* ist eine myxomatöse Degeneration des Mitralklappenapparates, die ihr Erscheinungsmaximum zwischen dem 20. und dem 40. Lebensjahr hat. Diese Krankheit befällt bevorzugt Frauen (2/3 zu 1/3). Zur besonderen Lage der Mitralklappe siehe oben.

Die *obstruktive Pericarditits* tritt meist in der 3.–4. Lebensdekade auf und befällt Männer zwei- bis dreimal so häufig wie Frauen. Sie kann Folge von Entzündungserscheinungen sein, aber auch Folge von Bestrahlungen.

Die *infektiöse Endokarditis* hat eine deutliche Wandlung in diesem Jahrhundert durchgemacht. Von 1943 war das Erscheinungsmaximum im 3. Lebensjahrzehnt, bis 1955 dann im 4. Lebensjahrzehnt und heute am häufigsten im 5. oder späteren Lebensjahrzehnt. Männer sind etwas häufiger befallen als Frauen (60–70%).

Die *Tricuspidalstenose* befällt am meisten Frauen zwischen 20 und 50 Jahren, meist in Kombination mit einer Mitralstenose.

Die *Aorteninsuffizienz* befällt Männer etwa zweimal so häufig wie Frauen und hat ihr Erscheinungsmaximum zwischen dem 20. und 50. Lebensjahr.
Die *Aortenstenose* tritt wesentlich später auf, im 6.–7. Lebensjahrzehnt. Männer sind drei- bis viermal so häufig betroffen wie

Frauen. Die reine sklerotisch verkalkende Form tritt etwas später im Leben auf als die postentzündliche.

Der *Herzinfarkt*

Genaue Angaben sind hier besonders schwierig, da die Entstehung eines Herzinfarktes bzw. die Entwicklung einer Coronarstenose ein sehr langer Prozeß sein und von vielen Faktoren beeinflußt werden kann (siehe oben). Etwas verallgemeinernd können wir feststellen, daß Männer etwa dreimal so häufig befallen sind wie Frauen. In einer eigenen Studie in der Filderklinik an 361 Infarkt-patienten, die zwischen 1975 und 1989 behandelt wurden, waren 25% Frauen und 75% Männer. Das Eintrittsalter lag bei Frauen zwischen 63 und 77 Jahren, bei Männern zwei Jahrsiebente früher, nämlich zwischen 49 und 63 Jahren (siehe auch tabellarischer Anhang).

Die *Cardiomyopathien* sind insgesamt bei Männern viermal häufiger als bei Frauen.

Die *congestive Cardiomyopathie (CCM)* hat ihr Maximum zwischen dem 3. und 4. Lebensjahrzehnt, Männer sind leicht häufiger befallen als Frauen.

Die *hypertrophe, obstruktive Cardiomyopathie (HOCM)* hat ihr Erscheinungsmaximum zwischen dem 20. und 40. Lebensjahrzehnt und hat ebenfalls ein etwas häufigeres Auftreten bei Männern. Für diese Erkrankung ist die Mortalität um so höher, je früher das Erscheinungsalter im Leben ist.

Die *hypertrophe, nicht obstruktive Cardiomyopathie (HNCM)* hat ihr Erscheinungsmaximum zwischen 20 und 59 Jahren, befällt Männer dreimal so häufig wie Frauen.

Die *arterielle Hypertonie* zeigt in ihrem Auftreten deutliche Rassen-unterschiede, so sind z.B. Schwarze zweimal häufiger befallen als Weiße. Auch hier sind konkrete Angaben sehr schwierig, da Lebensweise, Risikofaktoren und familiäre Belastung eine ganz erhebliche Rolle spielen. Vor dem Menopausenalter sind Frauen etwas häufiger befallen als Männer, danach tritt die Hypertonie etwa gleich häufig zwischen Männern und Frauen auf. Je nach Risikokonstellation tritt die Hypertonie zwischen dem 30. und dem 60. Lebensjahr auf.

Die *arterielle Verschlußkrankheit (AVK)* zeigt sich ohne bestehende Risikofaktoren jenseits des 65. Lebensjahres, je nach Vorhandensein von Risikofaktoren kann sie 10–20 Jahre früher auftreten. Insgesamt sind Männer drei- bis sechsmal häufiger befallen als Frauen.

In Tabelle 2 ist der Versuch unternommen worden, die bisher geschilderten Krankheiten im Lebenslauf zu lokalisieren (siehe Tabelle 2).

Ich möchte aber noch einige Krankheiten des Herz-Kreislauf-Systems kurz schildern:

Rhythmusstörungen

Vorhofflimmern tritt bei jüngeren Menschen auf, wenn Risikofaktoren im Spiele sind wie z.b. Adipositas (Fettleibigkeit), Hypertonie (Bluthochdruck), Alkohol oder eine chaotische Lebensweise. Im Alter tritt Vorhofflimmern als Folge vieler Erkrankungen auf (Klappenfehler, Hochdruck, Infarkt, Herzinsuffizienz u.a.). In etwa 20% der Fälle ist keine Ursache dieser Rhythmusstörung zu finden.

Der *Rechtsschenkelblock* hat seine maximale Häufigkeit um das 7. Lebensjahrzehnt herum; 95% der Patienten sind älter als 40 Jahre. Diese Rhythmusstörung kann auftreten infolge Infarkt, coronare Herzkrankheit, Hypertonie, Herzoperationen, Vorhofseptumdefekt, Cor pulmonale u.a.

Der *Linksschenkelblock* tritt bei Männern etwas häufiger auf als bei Frauen, meist bei Menschen, die das 50. Lebensjahr überschritten haben. Der Linksschenkelblock zeigt in der Regel eine schlechtere Prognose, da der linke Tawaraschenkel aufgrund seiner doppelten Gefäßversorgung erst bei fortgeschritteneren Krankheiten auftritt.

Rheumatisches Fieber
Männer = Frauen
(5–15)

Takajasu-Syndrom
Frauen 80 – 90% (10 – 39)

Mitralstenose
Frauen 2 – 4 x > Männer
(20-40)

Obstruktive Pericarditis
Männer 2 – 3 x > Frauen
(30 – 40)

CCM Männer > Frauen
(30 – 40)

HOCM Männer > Frauen
(20 – 40)

HNCM Männer 3x > Frauen
(20–59)

Männer 4 x > rrauen

Hypertonie (30 – 60)

AVK
Männer 3 – 6 x > Frauen
(> 65 ohne Risikofaktoren)

Tabelle 2

0
20
30
40
50
60
70
80

Angeborener Herzfehler
Frauen 2 x > Männer
pers. Ductus arteriosus
ASD   F > M
VSD   M = F

Aortenisthmusstenose
M 2 – 5 x > Frauen

MKP Frauen 2 x > Männer
(20 – 40)

Infektiöse Endocarditis
Männer etwas häufiger
als Frauen

Tricuspidalstenose,
meist Frauen (20 – 50)

Aorteninsuffizienz
Männer 2 x > Frauen

LSB Männer > Frauen

Herzinfarkt
Männer 3 x > Frauen
Frauen 63 – 77
Männer 49 – 63

Aortenstenose
Männer 3 – 4 x > Frauen

RSB (40 – 70)

Das *kombinierte Mitralvitium*, die *Mitralinsuffizienz* treten bei Männern und Frau etwa gleich häufig auf.

Die *akute Mitralinsuffizienz* tritt als Folge von Papillarmuskelabriß, Herzinfarkt, Endokarditis oder Trauma auf.

Die *Tricuspidalinsuffizienz* tritt als relative Insuffizienz als Folge einer Herzdilatation oder einer Rechtsherzbelastung auf. Als Folge einer Endokarditis ist sie gehäuft bei Alkoholikern und Drogenabhängigen zu finden.

Die *Pulmonalklappe* ist selten erkrankt, meist aber als Folge anderer Krankheiten (Drogenendokarditis, pulmonale Hypertonie, Embolie). Sie befällt Männer und Frauen etwa gleich häufig.

Trotz der oben skizzierten Einschränkungen und Schwierigkeiten ist eine Gliederung der Krankheitserscheinungen im Lebenslauf zu erkennen, ebenso zeigen sich deutliche Unterschiede zwischen dem weiblichen und dem männlichen Geschlecht. Diese Unterschiede können aufgrund der anfangs geschilderten Typologien und Gesetzmäßigkeiten des Herz-Kreislauf-Systems verständlich werden.

Tabellarischer Anhang

Anhand genauerer Daten und weiterer Spezifizierungen habe ich versucht, beispielhaft einige Probleme zu erläutern.

Zwischen 1975 und 1989 sind in der Filderklinik 361 Infarktpatienten behandelt worden. Es waren 92 Frauen (25%) und 269 Männer (75%).

In A ist, nach Jahrsiebenten gegliedert, die Altersverteilung aller Infarkte zu sehen. Es fällt eine Doppelgipfligkeit in der Häufigkeitsverteilung auf.

Gliedert man die Infarkte nach Männern und Frauen auf, so klärt sich diese Doppelgipfligkeit: Männer werden früher von dieser Erkrankung befallen (Häufigkeitsgipfel zwischen 49 und 63), während Frauen genau zwei Jahrsiebente später ihren Häufigkeitsgipfel aufweisen. Siehe dazu B.

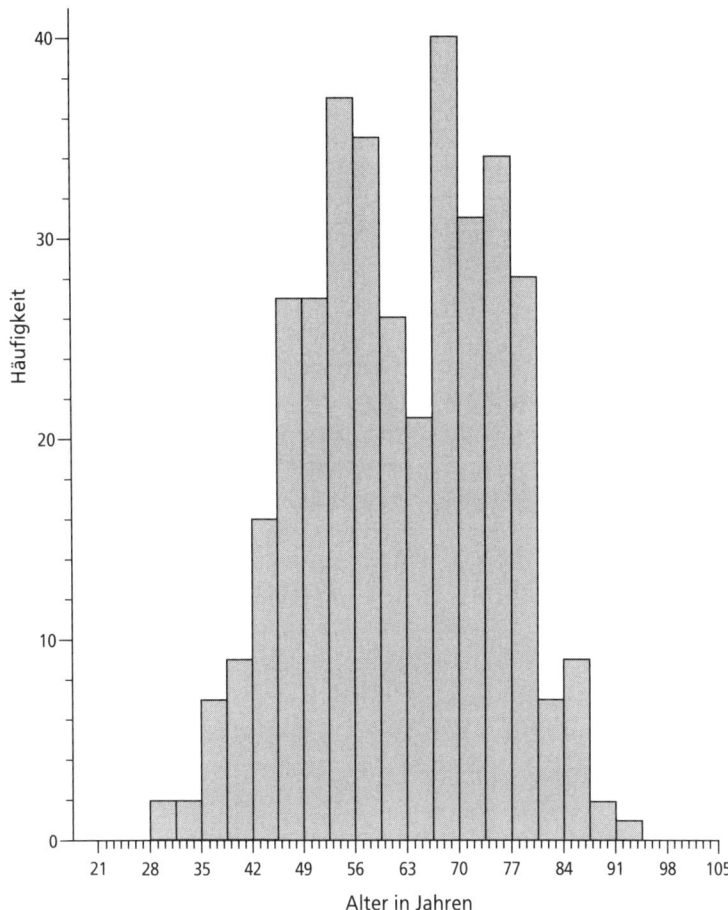

Abb. A

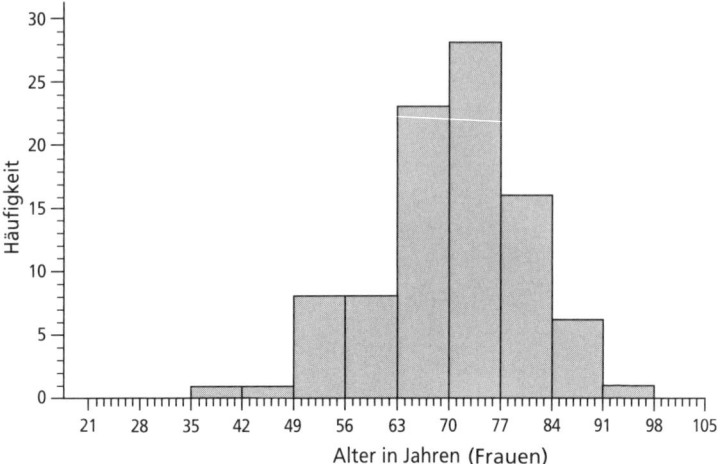

Alter in Jahren (Frauen)

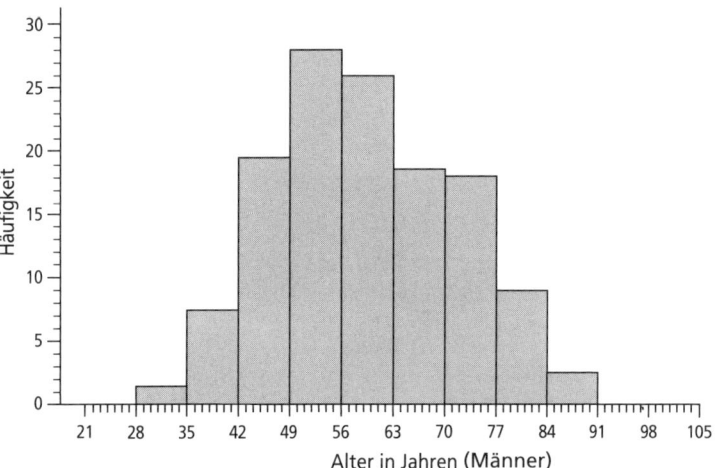

Alter in Jahren (Männer)

Abb. B

Untersuchen wir weiter und differenzieren nach Angina pectoris, Myokardinfarkt und plötzlichem Herztod, so ergeben sich weitere Differenzen zwischen männlichem und weiblichem Geschlecht, wobei wieder deutliche Altersunterschiede auftreten:[19]

Alter	Angina pectoris		Myokardinfarkt		Plötzlicher Herztod	
(Jahre)	Männer	Frauen	Männer	Frauen	Männer	Frauen
45–54	28	17	48	9	11	3
55–64	75	56	91	19	72	4
65–74	46	68	111	51	26	12
Gesamt	47	39	72	19	19	5

Auch bei den Risikofaktoren ergibt sich eine andere Konstellation bei Frauen im Vergleich zu Männern, die einen Herzinfarkt vor dem 40. Lebensjahr überlebt hatten:[19]

	30 Frauen (%)	647 Männer (%)
Orale Kontrazeptiva	86	–
Nikotin (≥ 10 Zigaretten)	67	86
Hypertriglyceridämie (≥150 mg%)	47	80
Familienanamnese (für Angina pectoris, Myokardinfarkt; zerebro-vaskuläre Insulte, Hypertonie)	67	56
Hypercholesterinämie (≥ 260 mg%)	33	47
Adipositas (Broca-Index ≥ 10%)	40	46
Hyperurikämie (≥ 7 mg% bei Männern, ≥ 6,5 mg% bei Frauen)	7	28
Diabetes mellitus, klinisch manifest	0	0,3
Arterielle Hypertonie (systolisch ≥ 160 mm Hg, diastolisch ≥ 90 mm Hg)	20	27

Bei der eben zitierten Untersuchung wurden diese Patienten angiographiert. Auch hier sind deutliche Unterschiede zwischen Männern und Frauen zu sehen:[19]

Gefäßbefall	Frauen (%)	Männer (%)
Normale Kranzarterien oder ≥ 50% Stenose	30	7,4
Eingefäßerkrankung (≥ 50% Lumeneinengung,	60	57,2
Zweigefäßerkrankung	6,7	19,7
Dreigefäßerkrankung	3,3	15,7

Abbildung C zeigt die Wahrscheinlichkeit des Auftretens eines Herzinfarktes bei Patienten mit Angina pectoris, nach Befunden der Framingham-Studie, aufgegliedert nach Männern und Frauen. Auch hier sind deutliche Unterschiede zu sehen.[27]

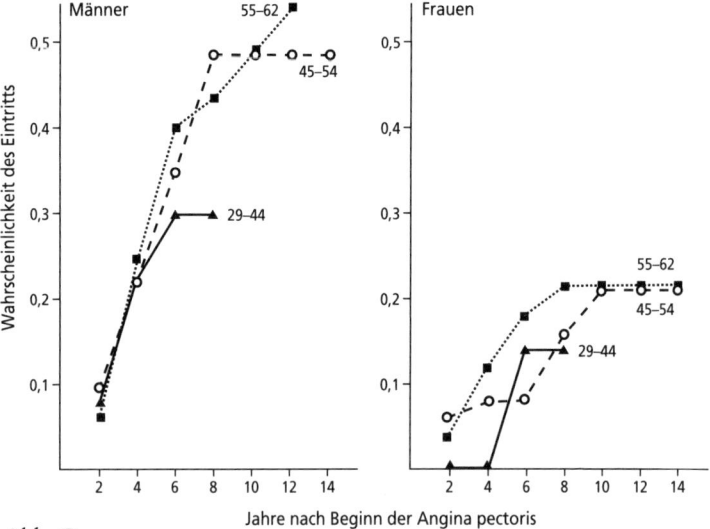

Abb. C

Weitere Unterschiede in der differenzierten Problematik der coronaren Herzerkrankung sind in den folgenden drei Abbildungen D, E, F dargestellt:[19, 27, 29]

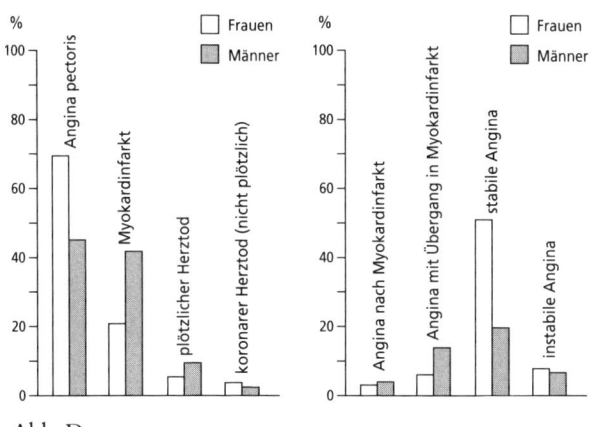

Abb. D

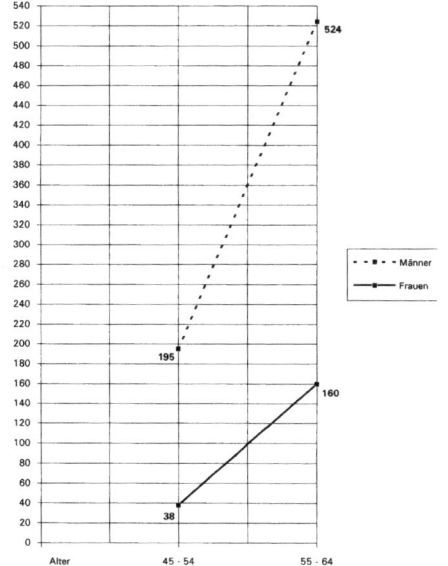

Abb.E

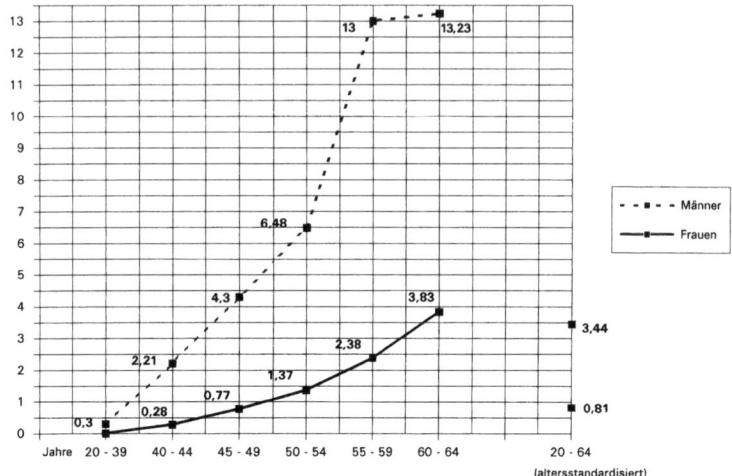

Abb. F

Bei verschiedenen Typen der Klappenveränderungen ist am Beispiel der Aortenklappe die Altersabhängigkeit der Verkalkung deutlich zu sehen: siehe Abb. G[29]

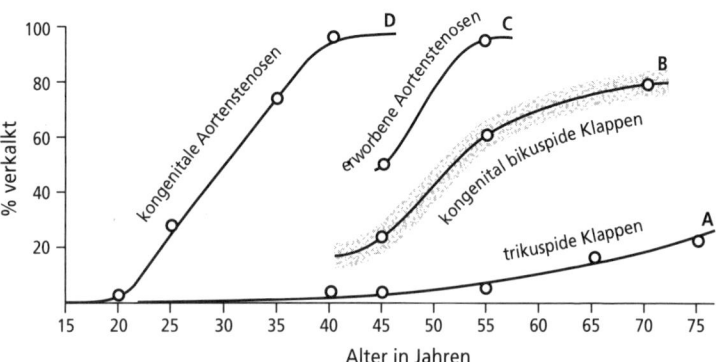

Abb. G

In der letzten Abbildung H soll beispielhaft die Häufigkeit des rheumatischen Fiebers in unserem Jahrhundert gezeigt werden, angegeben in Anzahl der Fälle pro 10.000 Einwohner, in Dänemark.[27]

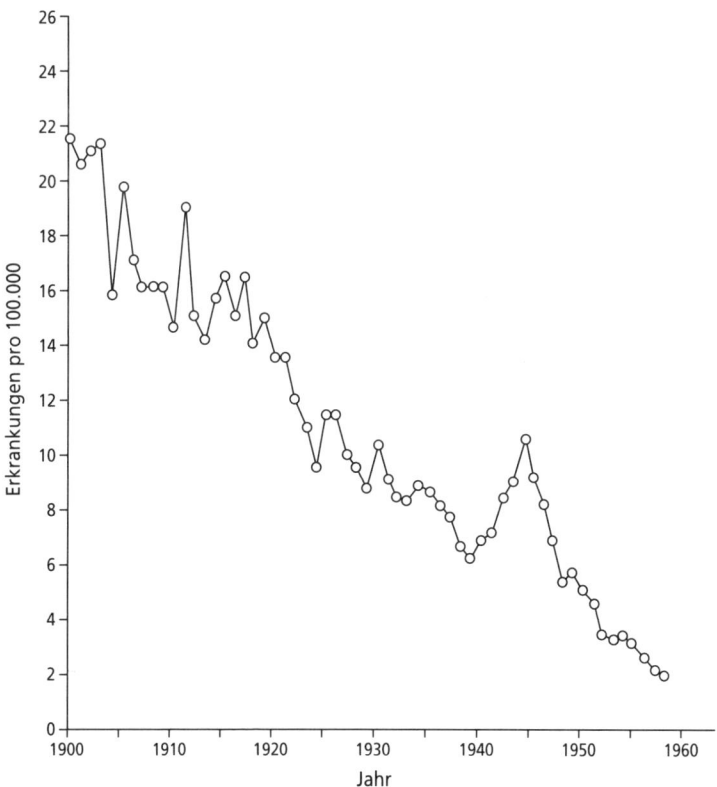

Abb. H

Diese Beispiele sollen verdeutlichen, welche Schwierigkeiten in einer biographischen Betrachtungsweise der Herz-Kreislauf-Erkrankungen auftreten, wenn Einzelheiten berücksichtigt werden sollen.

MATTHIAS KOMP

Krebskrankheit und Biographie

Ich möchte meine Darstellungen mit einem Gedicht von Gottfried Benn beginnen, der in seiner eindrücklichen Lyrik die Zeitgenossenschaft, in der wir heute leben, beschreibt.

Nur zwei Dinge
Durch so viel Formen geschritten,
durch Ich und Wir und Du,
doch alles blieb erlitten
durch die ewige Frage: Wozu?

Das ist eine Kinderfrage.
Dir wurde erst spät bewußt,
es gibt nur eines: ertrage
– ob Sinn, ob Sucht, ob Sage –
dein fernbestimmtes: Du mußt.

Ob Rosen, ob Schnee, ob Meere,
was alles erblühte, verblich,
Es gibt nur zwei Dinge: die Leere
und das gezeichnete Ich.

Ich glaube, treffender kann man nicht umschreiben, was es heißt, eine Biographie zu leben und wie jeder Mensch eingespannt ist zwischen diese zwei Pole: entweder den Gang in die Leere oder das Durchleiden, das Gezeichnetwerden seines eigenen Ichs zu erleben.

»Krebskrankheit« bedeutet heute in unserer Gesellschaft immer noch eine sehr bedrängende Diagnose. Häufig löst sie Entsetzen aus, seelische Erschütterung, Panik oder Resignation, immer aber tiefe Betroffenheit. Betroffenheit nicht nur bei den Erkrankten, sondern Betroffenheit auch bei den Familien, den Angehörigen, den Freunden. Dies gilt, wenn auch in etwas gewandelter Form, auch für die betreuenden und begleitenden Helfer, Ärzte und übrigen Therapeuten.

Betrachtet man die dabei zu Tage tretenden Verhaltensweisen, versucht man sie in ihren vielfältigen Erscheinungsformen zu unterscheiden, so zeigen sie sich in drei unterschiedlichen »relativen Syndromen«: Angst, Lüge und Furcht. Alle drei lassen wiederum polare Entwicklungen erkennen, je nach der seelischen Blickrichtung zur Welt der äußeren Erscheinungen oder in die Innenwelt der eigenen Seele.

So ist die erste und oft heftigste Reaktion, die auftritt, die der Angst. Diese zeigt sich nach meiner Erkenntnis zweifach: einmal als eine Angst vor dem Tod, die sich in Mutlosigkeit und Hoffnungslosigkeit äußert, zum anderen als Angst vor dem Schmerz, erlebbar als Kraftlosigkeit, als Resignation. Die Angst vor dem Sterben hat ihre Ursache besonders darin, daß es keine Erkrankung gibt, die in ihrer therapeutischen Erfolgsbeurteilung so sehr an die »Überlebensrate« gebunden ist wie die Krebskrankheit. Diese Überlebenszeit wird ja heute geradezu zu einem wesentlichen Merkmal der Therapierbarkeit und des Therapieerfolges erhoben, völlig unabhängig davon, wie die Lebensqualität des Erkrankten selbst innerhalb des therapeutischen Ablaufs erscheinen mag. Gerade darin zeigt sich aber auch, wie die Krankheit die Endlichkeit der irdischen Existenz spiegelt, wie sie den Tod – auf den wir ja alle von Geburt an zuleben – dem Menschen in überraschender Eindringlichkeit zum Bewußtsein bringt.

Eine weitere Angst zeigt sich im Umgang mit dem Schmerz: Auch hier ein Zurückschrecken, ein Ausweichen vor der Begegnung mit einer Dimension, die unabdingbar zu unserem Menschsein dazugehört, – die uns erst wach werden läßt für die Wahrnehmung unserer selbst, die unseren Blick auf die eigene Leiblichkeit wendet, uns im Schmerz wach und einsam werden läßt. Eine Wachheit und Einsamkeit, die alle Möglichkeiten zum Überdenken und Neuergreifen im eigenen Lebensgang darbietet. Statt dessen wird in ausgeklügelten Schmerzstufen-Behandlungen versucht, den Schmerz als Symptom und als Krankheitsanteil möglichst weitgehend aus der Erlebniswelt des Kranken auszuschalten.

Ein weiteres Symptom ist das der Lüge im Umgang mit der Krebserkrankung; wiederum zweifach: einmal in einem Wahrheitsverlust in bezug auf das Aussprechen des Krankheitsnamens, in der Verharmlosung der Diagnose oder gar in der Lüge über dieselbe. Vor allem gegenüber dem Erkrankten wird die Lüge in bezug auf die Diagnose zum Verhaltensmuster aller Beteiligten. Dabei zeigt die Lebenserfahrung, daß der Krebskranke um seine Krankheit schon längst weiß und oft auf das erlösende Nennen ihres Namens durch die Mitmenschen wartet, weil auch er es nicht wagt, ihn auszusprechen. Der zweite Wahrheitsverlust entsteht im Bezug auf das Anschauen der Prognose, indem in dem Menschen Illusionen erweckt werden oder aber der Krankheitsverlauf in seinem zu erwartenden Ablauf verdrängt oder verharmlost wird.

Ein drittes Symptom tritt auf: und das ist die Furcht. Sie wird am deutlichsten spürbar in der inneren und äußeren Verlassenheit. Im äußeren beginnt sie mit der schreckenden Reaktion, schließlich mit dem leisen Rückzug von Freunden, von Bekannten, von Angehörigen – zumindest, wenn ein bestimmtes Krankheitsstadium erreicht ist – und wird besonders schmerzlich und dramatisch in der Isolierung und dem damit einhergehenden Liebesverlust, den der Kranke erleidet. Es entsteht diese Verlassenheit aber auch im Menschen selbst, wenn er sich in der Auseinandersetzung mit seiner Krankheit, in Haß oder Schuldzuwürfen gegen sich selbst wendet, wenn er sich in einer Art innerer Regression in sich zurückzieht.

Wenn wir diese allgemeinen Reaktionen vieler Menschen betrachten, kann man die Frage stellen: Ist das jetzt eine unmittelbare Reaktion der Erkrankung? Könnte man an dem, was die Krankheit in unserer eigenen Seele widerspiegelt, vielleicht die Idee entwickeln, daß das, was wir als Spiegelung in uns erleben, eine Voraussetzung dafür sein könnte, daß der Mensch an Krebs erkrankt? Also mit anderen Worten: Ist das, was wir an der Krebskrankheit erleben, zugleich Bedingung, an ihr zu erkranken?

Es soll im folgenden der Versuch gemacht werden, anhand der Schilderung der Biographie einer Patientin menschenkundliche Aspekte unter diesem Gesichtswinkel darzustellen. Wir untersuchen also die Frage, inwieweit die Seelenverfassung bzw. die Seelenentwicklung eines Menschen Voraussetzung ist, an Krebs erkranken zu können. Und ich möchte bitten, all das, was ich aus der Biographie dieses Menschen berichte, vor allem mit dem Herzen aufzunehmen.

Diese Patientin wurde im April 1928 geboren, steht also zu dieser Zeit im 67. Lebensjahr. Ich hatte ihr die Aufgabe gestellt, schriftlich ihre Biographie darzustellen, und diese beginnt sie mit den folgenden Worten:»Die frühe Kindheit war geprägt durch die schwere Asthmaerkrankung meines Vaters. Ich bekam immer panische Angst bei den Herz- und Asthmaanfällen.« Was sie in den ersten Sätzen ihrer Biographie niederschreibt, das ist wie ein Motiv. Und es zeigt sich, daß es sie ihr Leben lang begleitet, auch heute noch. Es taucht in vielen Lebenssituationen immer wieder auf und beeinflußt viele Entscheidungen und Handlungen. Diese Patientin wird im 7. Lebensjahr 1934 eingeschult. Sie beschreibt die Kindheit des ersten Lebensjahrsiebtes so:»Der Vater war sehr streng, wir durften nur selten auf der Straße spielen, durften weder Radfahren, auch sonst keinen Sport machen. Unser Spieltrieb war beschränkt auf einen kleinen Garten, wo wir leise sein mußten. Es entwickelte sich in mir ein großer Freiheitsdrang, verbunden mit Fernweh. Ich saß stundenlang auf der Mauer und starrte in die Ferne und hatte viel Langeweile.«

Die nächsten Lebensjahre verlaufen ruhig. Etwa um das 10. Lebensjahr beginnt das zweite Jahrsiebt dramatisch zu werden. Im Jahre 1938 wird die Tschechoslowakei, in der sie als Deutsche lebt, besetzt. Ihr Vater ist als Gegner des Nationalsozialismus bekannt. Um diesem Regime nicht dienen zu müssen, gibt er sofort seinen Beruf als Lehrer auf und läßt sich pensionieren. 1939 beginnt der Krieg. Sie beschreibt die neue Situation so:»Vater wurde sehr nervös, war viel krank, schlug schnell zu, die Eltern stritten viel, hatten viel Angst vor dem Konzentrationslager, die Familie war schwer belastet durch die Politik.« Das geht so weit, daß der

Vater in seiner Verzweiflung im Jahre 1941 einen letztendlich mißlungenen Selbstmordversuch unternimmt.

Dann kommt das Jahr 1943. Sie ist gerade 15 Jahre alt. Im Mai 1942 wird auf den stellvertretenden Reichsvorsteher von Böhmen und Mähren Heydrich ein Attentat verübt. Darauf folgt eine Verhaftungswelle in der Bevölkerung. Sie ist an diesem Tage zufällig bei Verwandten auf Besuch in einem Dorf. Dieses Dorf wird von den Deutschen »geräumt«, das Dorf und alle Menschen, derer sie habhaft werden können, werden verhaftet, gefangen und in das Konzentrationslager Theresienstadt abtransportiert. Auch sie kommt so in das Konzentrationslager, wird dort aber schwer krank und nach einem halben Jahr, weil sich ihre Festnahme als Irrtum erweist, freigelassen.

Sämtliche Verwandte, die mit ihr festgenommen wurden, werden nach Auschwitz transportiert und dort ermordet. Nach zu Hause zurückgekehrt erlebt sie, wie der Vater immer kränker wird. Er stirbt unter für sie als dramatisch und furchtbar erlebten Umständen. Er bekommt des Nachts einen schweren Asthmaanfall. In ihrer höchsten Not läuft sie in der Stadt von Arzt zu Arzt, um Hilfe für ihren Vater zu erreichen. Keiner dieser Ärzte ist jedoch bereit, zu ihrem Vater zu kommen, der allgemein als ein Gegner dieses Regimes bekannt ist. Und so erlebt sie, wie der Vater nach ihrer Rückkehr im Asthmastatus verstirbt. Sie ist im 16. Lebensjahr. Zusätzlich wird sie vorübergehend bestraft, weil sie auf dem Weg zur Schule aus dem fahrenden Zug, wo sie täglich an Kriegsgefangenen vorbeikommt, diesen Brot zugeworfen hat. Sie schreibt über diese Zeit: »Wir waren stets im Luftschutzkeller. In der Schule wurde ich immer magerer. Ich hatte wenig Hoffnung, den Krieg zu überleben.«

Dann kommt 1945 das Kriegsende. Wieder kommt es zu einem für sie tragischen Ereignis. Die Tschechoslowakei wird von russischen Truppen besetzt. Und diese führen auf der Suche nach Deutschen eine Razzia durch. Das Dorf, in dem sie gerade ist, wird von Frauen und alten Männern geräumt, diese werden als Gefangene von den Russen in das nun zum Internierungslager umfunktionierte ehemalige Konzentrationslager Theresienstadt gebracht. Zum zweiten Mal in ihrem Leben befindet sie sich nun in Theresienstadt und durchlebt noch einmal das ganze Gefangensein. In ihrer Abwesenheit wird die Mutter wegen einer Krebserkrankung an beiden Brüsten operiert. Kurze Zeit später wird sie aus dem Lager Theresienstadt entlassen, und die Mutter beschließt, mit ihr und der zwei Jahre jüngeren Tochter, die an einer Behinderung leidet, aus Böhmen und Mähren zu fliehen.

So kommen sie nach Rostock. Sie leben dort sehr lange in Lagern. Sie versucht, ihre Schulausbildung fortzusetzen und ihren Lebenswunsch »Lehrerin« zu verwirklichen. Aus diesem Grund besucht sie ein Lehrerinnenseminar. Dort lernt sie ihren späteren Mann kennen. Auf Druck und das nicht nachlassende Drängen der Schwiegereltern heiraten sie schließlich, zugleich wird sie dazu gezwungen, ihre behinderte Schwester in ein Heim zu geben. Es entstehen Schuldgefühle, die sie für viele Jahre und Jahrzehnte nicht verlassen. Im Alter von 21 Jahren wird sie zudem von ihrem Mann gezwungen, aus der katholischen Kirche auszutreten. Damit endet dieses Jahrsiebt.

Wenn wir die ersten 21 Lebensjahre in der Entwicklung des Menschen anschauen –, und ich möchte heute versuchen, diese vor allem im Blick auf die seelische Ebene der Willensentwicklung des Menschen darzustellen, insofern er dann die Aufgabe entwickelt, die eigene Biographie als Gestaltung seiner Lebensfrage zur Antwort auf diese Frage zu machen –, dann ist ja das ersten Lebensjahrsiebt dadurch geprägt, daß das Kind mit seinem Willensleben unmittelbar in der Motorik erlebbar wird, in der Bereitschaft, sich als Bewegungsmensch aktiv in die Welt einzubringen. Man kann erleben, wie dieser Wille mit den Sinneseindrücken, die das Kind erreichen, verknüpft ist. Gerade am Kleinkind können wir so wunderbar sehen, wie es durch äußere Sinneseindrücke immer bewegt, gefördert, angesprochen wird, wie es motiviert wird, ja, wie es eigentlich dieser Sinneseindrücke und der Sinneswelt überhaupt bedarf, um seinen eigenen Bewegungsmenschen zu aktivieren und zu entwickeln, ihn zu erüben. Und indem es sozusagen auch immer wieder an

Entwicklungsschwellen kommt, an Hindernisse, die es zu überwinden gilt, lernt es, die eigene Geschicklichkeit, den eigenen Bewegungs- und Gliedmaßenmenschen zu entwickeln und alle die Möglichkeiten, die potentiell in ihm stecken, als Fähigkeiten zur Entfaltung zu bringen. Wenn das in einer gesunden Weise geschieht, dann bleibt dies als eine Fähigkeit in der Seele zurück: indem der Mensch die Liebe zur Handlung, einen Bewegungsmut, einen Gestaltungsmut, Selbstvertrauen, aber auch ein Vertrauen in die Welt entwickeln kann. Und was daraus resultiert, nennen wir Schulreife.

In dem folgenden Jahrsiebt wendet sich nun dieses Willensleben der Gefühlsseite zu. Dazu ist es notwendig, daß nun alles das, was das heranwachsende Kind, der heranwachsende Jugendliche tut, sozusagen von dieser Gefühlsseite aus ergriffen und durchdrungen wird. Und darin liegt im Grunde auch die Bedeutung der schulischen Erziehung. Denn das Kind wird nun erstmals direkt einem pädagogischen Anspruch zugänglich, während es ja vorher ganz stark aus der Nachahmung lebte. So erlebt sich das Kind dort, wo der Mensch sich überhaupt am innigsten selbst begegnet: im eigenen Gefühls- und Empfindungsbereich der Seele. Wenn diese Erziehungs- und Entwicklungsaufgabe gelingt, bleibt sie als eine Fähigkeit in der Seele zurück: als Fähigkeit der liebenden Hingabe an eine Sache, der liebenden Hingabe an einen Menschen oder an eine göttlich-geistige Welt. Wir nennen das in unserem sozialen Leben die Religionsreife.

Und mit der Pubertät ergreift nun der Wille gleichsam die Erkenntnisseite der Menschenseele. Der Jugendliche will und soll nur noch aus eigener Einsichtsfähigkeit handeln. Er will und soll jetzt nicht mehr die Erkenntnisfrüchte der Erwachsenen einfach übernehmen. Vielmehr soll dieses Ringen um die Wahrheit, das Interessiertsein an der Welt, auch das Ringen um ein Verständnis der Schöpfung selbst das Prägende werden. Und wenn diese Entwicklung gelingt, so bleibt als Fähigkeit der Seele zurück: die Liebe gegenüber der Wahrheit, das Vertrauen in das eigene Erkennenkönnen und ein erstes Aufleuchten dessen, was Goethe die ewige Entelechie des Menschen nennt, d.h. das im

Menschen, das sein Ziel in sich selbst findet. Und das nennen wir die soziale Reife.

Nun aber gibt es in unserer Gesellschaft Tendenzen der Korrumpierung dieser Entwicklung, d.h. Faktoren, die hindernd in diese Entwicklungen eingreifen. Wenn wir zurückblicken auf den von der Patientin beschriebenen Lebenszeitraum, dann können wir erleben, wie hindernde, korrumpierende Faktoren sie eigentlich vom Augenblick der Geburt an begleiten. Wie z.b. schon im ersten Lebensjahrsiebt diese Tendenzen sich bemerkbar machen, wenn die Verhinderung einer gesunden Bewegungswelt stattfindet. Das können wir heute auch erleben in unserer Umgebung, wenn das kleine, heranwachsende Kind im Grunde als kleiner Erwachsener angeschaut und versucht wird, es möglichst schnell dorthin zu bringen, wohin es eigentlich erst viel später tendiert, nämlich in die Aufrechte des erwachsenen Menschen. Wenn wir ihm die Zeit nicht lassen, sein eigenes motorisches Instrumentarium langsam und in Ruhe zu entfalten, werden wir immer mehr bewegungsgestörten und bewegungskranken Kindern gegenüberstehen, wie sie uns heute schon tagtäglich überall begegnen.

Zugleich kommt es auch zur Unterbindung kindlicher Willens- und Bewegungsimpulse, indem wir den kleinen Kindern auf der einen Seite einen überdimensionierten Handlungs- und Bewegungsspielraum lassen, aber immer dann, wenn sie einen Bereich entdecken wollen, den wir ihnen nicht zugestehen wollen, mit einem »nein« den forschenden Willensimpuls in seinem Ansatz abwürgen. Damit kommt es aber zu einer Einschränkung des Bewegungs- und Gestaltungsspielraumes im Lebensfeld überhaupt. Daraus resultieren Entwicklungs- und Wachstumsprozesse ohne »Ich-Beteiligung«, leiblich-konstitutionelle Verfassungen, die zu einer Bewegungsmotorik führen, die eine Eigendynamik entwickelt, die nicht geführt ist, die unwillkürlich ist, von der man das Gefühl hat: Es fehlt die bewegende Intention des Ich. Da muß in diesen Menschen die Angst vor der Bewegung im weitesten Sinne entstehen. Die Folge ist fehlender Handlungsmut, der im Extrem auch in sein Gegenteil, in die Dreistheit und in den Übermut pervertieren kann.

Und wenn im mittleren Jahrsiebt dieses künstlerische Element der gefühlsgetragenen Tätigkeit verhindert wird, wenn die Gefühlsverbindungen mit dem, was ich tue, nicht gestaltet oder ausgebildet, sondern unterdrückt werden, dann entsteht die Angst vor dem Sich-verbinden-Können überhaupt und die Unfähigkeit, sich in Liebe einem anderen Menschen zuwenden zu können. Eine Problematik, die wir heute schon bei Jugendlichen, aber ganz besonders beim erwachsenen Menschen in unserer Sprechstunde in zunehmendem Maße erleben. Wenn diese korrumpierenden Einflüsse im dritten Lebensjahrsiebt eintreten, dann kommt es zur Verhinderung all dessen, was gegenüber der Wahrheit, gegenüber dem geistigen Felde, gegenüber den notwendigen Verbindlichkeiten in bezug auf das Geistige eine Leere entstehen läßt. Alles, was aus dem Augenblick im Sinne eines Vorteils machbar ist, das gilt, und nicht das, was wahr ist. Und so fehlt es dann an Erkenntnismut und Standhaftigkeit in der Verbindung mit den Dingen.

Und all dies schafft Seelenverfassungen, die die Pforte sind für den Eintritt dessen, was irgendwann später sich als Krebserkrankung in der Leiblichkeit artikuliert.

Das Leben dieser Patientin setzt sich fort. Manchmal leuchtet etwas auf in ihr, von dem man das Gefühl hat, es ist die kleine Flamme des Ichs zwar da, aber es fehlt der, der ihr die Kraft zum Brennen gibt und der sie pflegt, denn sie schreibt: »Allen Problemen zum Trotz war ich glücklich, trotz Krankheit und häufigen Beschwerden. Wir wünschten uns ein Kind. Und die Schwangerschaften (sie bezieht das zweite Kind zwei Jahre später mit ein), die Geburten und das Aufziehen des Säuglings gehörten zu den schönsten Zeiten meines Lebens.« Sie wird 1950, mit 22 Jahren, schwanger, erkrankt aber im dritten Monat an einer schweren Hepatitis, die die ganze Schwangerschaft und auch ihr späteres Leben mitbestimmt. Ihr Ehemann kann sich mit den politischen Verhältnissen nicht abfinden. Über Nacht verläßt er sie ohne Nachricht und geht nach West-Berlin. Darüber erschrocken und allein gelassen, folgt sie ihm mit dem Kind einige Tage später, alles zurücklassend, was sie besitzen. In der neuen Situation beginnt er zu trinken, weil er mit diesen schicksalhaften Belastungen nicht fertig wird. Erneut brechen sie auf, und es beginnt eine einjährige Odyssee, diesmal in der Bundesrepublik, von Lager zu Lager, bis sie dann ein Jahr später erstmals eine eigene Wohnung haben. Sie schreibt: »Ich war wieder sehr glücklich und freute mich«... denn sie wurde wieder schwanger. Sie zieht die beiden Kinder auf und beginnt nun das, was sie als Lehrerin gelernt hatte, beruflich auszuüben. Das folgende Jahrsiebt, das fünfte von 28 bis 35, ist ganz und gar geprägt durch die Lebensproblematik des Mannes. Auf der einen Seite ist sie beruflich tätig, auf der anderen Seite durch Familie und die Art ihres Mannes, mit ihr umzugehen, überfordert. Und sie schreibt. »Ich war nervlich am Ende, weinte viel und war hoffnungslos. Mein Mann fand keinen Halt mehr, trank.« Zusätzlich muß sie schließlich erfahren, daß er seit sieben Jahren ein Verhältnis mit einer ihrer Freundinnen hat. Dies führt nun dazu, daß sie die Kraft zur Trennung findet und sich aus dieser Beziehung befreit. Im Alter von 35 Jahren reicht sie die Scheidung ein. Das nächste Jahrsiebt ist geprägt von tiefen Schuldgefühlen, die sie gegenüber den Kindern, denen sie den Vater genommen hat, empfindet, aber auch gegenüber ihrem ehemaligen Mann, indem sie sich mit der Frage quält, was sie eigentlich versäumt und falsch gemacht hat. Nur die Tätigkeit im Beruf, in dem sie an einer neuen Arbeitsstelle Heimerzieherin wird, hilft ihr über diese Zeit hinweg. Sie ist 42 Jahre alt.

Man nennt dieses Zeitalter die Lebensmitte des Menschen. Das ist der Zeitraum, in dem der Mensch im eigentlichen seine seelische Entwicklungsphase durchläuft, in der er sich selbst als Persönlichkeit am intensivsten begegnet und erlebt und ausgestaltet. Aus diesem Grund ist es eigentlich auch das Lebensalter existentiellster Krisen, oft wundersamer Wandlungen oder überraschender Neubeginne. Es ist die Zeit der Begegnung des Menschen mit sich selbst, der Erhöhung und der Überwindung seines Selbst. Man kann sagen, daß sich in diesem Lebenszeitraum der Moment der Freiheit ankündigt und errungen sein will, der Tod der Seele und ihrer Auferstehung im freien, auf sich selbst gegründeten Menschen. Der Mensch wendet sich nun als Ich den Bereichen, die er bis zu diesem Zeitpunkt hat entwickeln können, zu und versucht, seine eigenen Seelenbereiche zu gestalten und zu entwickeln und sich damit als Instrument verfügbar zu machen. Und so entsteht Empfindungsseele dort, wo das Ich die Leibgerichtetheit des Astralleibes überwindet und zu einer eigenen inneren Seelenmotorik entwickelt und zu einem von der Empfindung durchdrungenen selbstgestalteten Innenerlebnis in der Seele gelangt. Und die Gemüts- und Verstandesseele entsteht dort, wo das Ich die Lebenskräfte des Ätherleibes verwandelt, um mit ihnen das, was in der Begegnung an der Außenwelt sich innerlich entwickelt, zum Begegnungs- und Handlungsinhalt der eigenen Seele mit dieser Außenwelt zu machen. Bewußtseinsseele schließlich entsteht dort, wo das Ich aus den Gestaltungsgesetzen des physischen Leibes sich Organe schafft und sich damit der Außenwelt zuwendet, um über den Inhalt der Welt Aufklärung zu erlangen, so daß das Ich durch diese Organe die Geheimnisse der Außenwelt zu ergründen befähigt und der Mensch ein Wissender und Erkennender wird.

Rudolf Steiner hat in drei großartigen Vorträgen die innere seelische Notwendigkeit dieser sogenannten Sonnenjahrsiebte beschrieben.[1] Da schildert er, wie die Mission des Zornes, der im Alter zwischen 21 und 28 aufflammt, zu einer Morgenröte, wie er es nennt, dessen werden kann, was der Mensch in der Verwandlung dieses Zornes zur Gelassenheit erhebt. Und so wird verwandelter edler Zorn im Menschen ein erster Erzieher zur Liebe. Wo das nicht entstehen kann, entsteht in der Seele Haß, Haß als eine Eingangspforte für das, was über das Seelische später physisch als Krebskrankheit manifest werden kann.

Die Mission der Wahrheit, die im Alter zwischen 28 und 35 gegeben ist, zeigt sich in der Entwicklung eines Wahrheitssinnes als eine den Menschen zur Selbstlosigkeit forttreibende Kraft. Wenn das gelingt, wird Selbstlosigkeit entstehen können als Erzieherin zu einer gegenseitigen Verständnisfähigkeit der Menschen. Wo das nicht entstehen kann, bricht die Lüge auf, das heißt, der Aufbau einer unwahrhaftigen Welt als Beziehungskarikatur zwischen den Menschen.

Die Mission der Andacht zwischen 35 und 42 schließlich besteht darin, in der Liebe zum Übersinnlichen eine Andachtsfähigkeit entstehen zu lassen, die eine Ergebenheit gegenüber der geistigen Welt, eine Ergebenheit gegenüber dem – dem Menschen zunächst einmal unbekannten – Geistigen, dem unbekannten Göttlichen bedeutet und damit eine Liebe zu allem Unbekannten überhaupt. Zur Fähigkeit wird sie dann, wenn wir aus dieser Liebe zum Unbekannten unsere eigenen moralischen Ideale entwickeln können. So wird die Andacht zur Selbsterzieherin der Seele schlechthin in diesem Lebensalter. Wo das nicht geschehen kann, entsteht Angst als ein prägendes Moment und als Eingangspforte für Prozesse, die in der Krebserkrankung enden können.

Schauen wir auf die Biographie dieser Patientin: Kurze Zeit scheint mit den Kindern etwas in ihr Leben zu treten, das ihr Lebensmut, Seelenglück und Gestaltungskraft zu schenken verspricht. Doch die eigene Erkrankung sowie die innere und äußere Haltlosigkeit des Ehemannes lassen ihr das kurze »Glück« entgleiten. Sein Alkoholismus , seine plötzliche Flucht – ihre eigene Heimatlosigkeit, ihre soziale Einsamkeit : es entsteht Resignation. Kein »heiliger Zorn«, sondern das Gefühl der Ohnmacht, kein Aufbegehren, sondern innerer Rückzug: und sie schreibt: »Ich begann zu kränkeln.« Es schließt sich eine Zeit der Hoffnungslosigkeit an – Verlust all dessen, was sie sich in der Ehe erhofft hatte, Verlust des Menschen, um den sie gerungen hatte: Für einen Augenblick findet sie die Kraft zur äußeren Befreiung, und doch: »Ich war am Ende, weinte viel und war hoffnungslos.« Sie findet nicht die Kraft, sich ihren Idealen zu nähern und sie zum Motiv neuer Lebensentscheidungen zu machen, vielmehr leidet sie an den Schuldverstrickungen gegenüber ihren Kindern, gegenüber dem verlassenen Ehemann. Sie grübelt fragend, ohne Antworten finden zu können: Was habe ich versäumt? Warum ist mir dies nicht gelungen? Ohne Kraft für zukunftsgerichtete Impulse geht dieser Lebensabschnitt zu Ende.

Das siebte Lebensjahrsiebt zeigt, daß sie eine relative berufliche Befriedigung erfährt. Sie schreibt: »Der Beruf war sehr anstrengend, aber auch vielfach schön.« 1976, sie ist 48 Jahre, die Kinder werden erwachsen, geht sie allein nach Bayern und übernimmt dort die Leitung eines Kinderheimes. Und jetzt kommt wieder eine dieser eigentümlichen schicksalhaften Begegnungen, die wir im Leben haben können. Sie lernt nämlich, zwei Jahre später, einen Cousin kennen, der in einer sehr schwierigen depressiven seelischen Situation ist. – Seine Frau war drei Jahre vorher verstorben – und er blieb zurück in einer völligen Hilflosigkeit, obwohl er beruflich als Richter und Leiter einer großen Behörde, wie man so schön sagt, seinen Mann stand. Dieser Cousin drängt sie zur Heirat. Sie sagt lange Zeit – nein –, weil sie das Gefühl hat, es sei eigentlich nicht die richtige Entscheidung. Doch dann stellt er sie vor die Wahl: »Entweder ich bringe mich um, oder du heiratest mich.« Und so heiratet sie. »Ich sah zwar, daß mein Cousin recht schwierig war, auf sein Drängen heirateten wir dann doch, und ich hoffte, daß wir gemeinsam ein glückliches Alter haben würden.« Unter dem Druck ihres Mannes gibt sie ein Jahr später bereits ihren Beruf auf, arbeitet nur noch stundenweise und schreibt dann über die Zeit danach: »Mein Mann hat mich völlig isoliert. Ich durfte nur noch mit ihm hinausgehen, sonst die Wohnung nicht mehr verlassen.« Sie gerät also beruflich und sozial in eine absolute Isolation. Die Folge ist, daß sie später ein Jahr erkrankt und die Gebärmutter wegen unstillbarer Blutungen entfernt wird. Das nächste Jahrsiebt zeigt nun zunehmend weitere leibliche Reaktionen: die Mandeln werden entfernt, sie bricht sich den rechten Fuß, es beginnt eine Schlaflosigkeit, es entstehen Angstzustände. Sie kommt für drei Monate in eine psychosomatische Klinik, hat über längere Zeit eine intensive Gesprächstherapie, wird mit Psychopharmaka behandelt. Sie ziehen dann in dieser Zeit um an den Wohnort, an dem sie heute noch leben.

Gegen Ende dieses neunten Jahrsiebts kommt sie, etwa ein halbes Jahr vor ihrem 63. Geburtstag, erstmals in meine Praxis. Und etwa vier Wochen vor ihrem 63. Geburtstag stellen wir die Diagnose einer Krebserkrankung.

Hat der Mensch die Kraft, die zuvor beschriebenen Entwicklungsmöglichkeiten »der moralischen Idealee« zum Grund seiner Seelentätigkeit werden zu lassen, vermag er es, sich aus einer mehr aus der eigenen Persönlichkeit geführten Lebensgestaltung zu lösen, diese mehr aus einem allgemein Menschlichen erfüllen zu lassen. Das Ziel wäre, wie es Rudolf Steiner beschreibt, den eigenen höheren Menschen zur Erscheinung zu bringen. Die Stufen dieser höheren Entwicklung nennt er: das Geist–Selbst, den Lebens–Geist und den Geist–Mensch. Diese deuten jedoch in eine zukünftige Entwicklungszeit weit voraus, leben wir doch heute in der Zeit der Entwicklung der Bewußtseinsseele. Doch auch heute ist es dem einzelnen möglich, gleichsam als Vorstufe Voraussetzungen für diese Zukunft zu entwickeln: die Fähigkeiten von Imagination, Inspiration und Intuition. Dabei umfaßt Imagination die Fähigkeit zum Schauen von Bildern der übersinnlichen Welt, Inspiration erscheint als Fähigkeit zum Vernehmen der Sprache, in der diese geistigen Wesen sprechen. Intuition ist die Fähigkeit, mit und in diesen geistigen Wesen zu leben und sich mit ihnen verbinden zu können. Aber auch das ist etwas, was für den einzelnen heute vielleicht nicht erreichbar ist. So gibt es auch dafür wiederum Vorstufen, Fähigkeiten, Möglichkeiten zu entwickeln. Für die Imagination die Entwicklung eines Tatsachensinnes, d.h., in der Begegnung den Tatsachen der Welt gegenüber nur diese zu sich selbst sprechen zu lassen und selbst innerlich zum Schweigen zu kommen. Wo das gelingt, entsteht aus der Übung die Fähigkeit zur Wahrhaftigkeit.

In bezug auf die Inspiration ist die Entwicklung moralischen Mutes möglich, d.h. nicht zurückzuschrecken, auch nicht vor dem, was uns selbst gefährden könnte, sondern das aushalten zu lernen. Diese Übung führt dazu, daß wir Standhaftigkeit, Starkmut und Treue entwickeln. In der Intuition ermöglicht sie dann die Entwicklung eines Interesses für die Welt, für alles, was außerhalb meiner selbst existiert, d.h. alles In-sich-selbst-Verkriechen zu überwinden, alles aus der engherzigen Verschlossenheit zu verlassen. Und wenn uns das gelingt in der Übung, dann entwickeln wir die Fähigkeit zum Mitleiden und zum Mitfreuen und zur Liebe gegenüber der Mitschöpfung.

Wieder können wir an der Biographie dieser Patientin erleben, wie die schicksalwaltenden Mächte durch Situationen Fragen stellen, auf die geistesgegenwärtiges Handeln »schicksalgemäß« Antwort sein könnte. Das Drängen auf Heirat, die sozial so sehr isolierenden Bestimmungen – wäre aus Standhaftigkeit und Starkmut eine andere Antwort darauf möglich gewesen? Die das eigene Leben beeinflussende leibliche Symptomatik, die so sehr bestimmend wird – wäre aus der Kraft von Mitleiden und Mitfreuen ein anderer Gestaltungsimpuls ergreifbar gewesen? Wo aus der Kraft innerer Erkenntnis allein ein Lebensweg zukunftgeführt sich nur schwer erringen läßt, dort wird Krankheit zum schicksalbildenden Führer und Helfer, um diese Kräfte im Menschen auf anderem Wege zu wecken: insofern es mir möglich ist, in der Krankheit diesen handreichenden Helfer zu erkennen und annehmen zu wollen. Ein solcher »Umweg« kann für viele Menschen ein wohl sehr direkter Weg zur Auffindung und Aussöhnung mit dem eigenen Schicksalsgang werden.

Und so schreibt sie am Ende dieser biographischen Aufgabe, die ich ihr gestellt hatte: »Abschließend kann ich sagen, daß ich sehr gerne lebe und gern mit frohen Menschen zusammen bin. Ich bin dankbar für jeden Tag, an dem es mir gut geht und ich meiner Arbeit und meinen Freizeitbeschäftigungen nachgehen kann. Angst vor dem Sterben habe ich nicht mehr. Ich lebe. Ich habe meine Aufgaben auf der Erde erfüllt, ich hoffe es zumindest, und bin alt genug.« Und jetzt kommt etwas, das führt uns an den Anfang zurück. Denn sie schreibt: »Angst habe ich nur vor zwei Dingen, dem unerträglichen Leiden und einer möglichen Wiedergeburt auf dieser Welt.«

Wie sagt Gottfried Benn: Es gibt nur zwei Dinge, die Leere und das gezeichnete Ich.

Wäre es vielleicht unter diesem Blick möglich, zu verstehen, warum sich in den letzten Jahren unbemerkt eine chronisch lymphatische Leukämie entwickeln konnte? Dabei handelt es sich um einen Krebs der weißen Blutzellen, der Lymphozyten, die gerade für die Aufrechterhaltung der leiblich-immunologischen Integrität verantwortlich sind, im Leukämiestadium aber das ganze Blut überwuchern und mit der Zeit ein Leben nicht mehr möglich sein lassen.

Ein zweites kommt bei dieser Patientin hinzu, komplizierend und erschwerend: Sie entwickelt eine autoimmunologische hämolytische Anaemie, d.h. sie beginnt, ihre eigenen roten Blutzellen aufzulösen und zu vernichten. Läßt sich in dieser Tatsache möglicherweise ein Bild für die ständige Rücknahme notwendiger Handlungen aus einem Ich–Impuls heraus sehen? Wäre es leiblicher Ausdruck für die ständigen Hindernisse gegenüber dem »Ich«, in der eigenen Seele sich denkend, fühlend und handelnd zu behaupten? Lassen wir beide Bilder so stehen und nehmen wir sie als Fragen mit aus diesen Schilderungen. Die Krankheit dieser Patientin nimmt eine dramatische Entwicklung in diesem Frühjahr mit einem rasanten Anstieg der Lymphozyten im Blut bis auf mehr als 600.000, und dies begleitet mit einer Haemolyse und einem Hb von 2,3 g%, also ein Zustand, der eigentlich mit dem Leben gar nicht vereinbar ist. Sie kommt in eine dramatische Situation, in der sich die Frage nach dem Weiterleben stellt. Doch es gelingt durch die massive Therapie, sie wieder in einen leiblich gesünderen, gekräftigten Zustand zu bringen, sie aus diesem leiblichen Sich-Zurückziehen herauszuholen; die letzten Werte waren 150.000 Lymphozyten und ein Hb von 8,5. Und es geht ihr im Augenblick relativ gut.

Ich habe versucht, an dieser Biographie etwas aufzuzeigen, und zwar deshalb an dieser Biographie, weil sie mir wie ein urbildhaftes Beispiel dafür erscheint, wo überall im Leben die Seele Schaden nehmen kann und wo aus diesem Schaden im Seelischen Eingangspforten entstehen für Prozesse, die irgendwann leiblich im Karzinom enden können. Biographie-Arbeit hätte zum Ideal, diesen Menschen zu einer Erkenntnisfähigkeit zu führen in bezug auf den eigenen biographischen Gestaltungsablauf. Und wenn das, was der Mensch vielleicht versäumt hat, um das er aber hätte ringen wollen, auch nur in letzten Augenblicken vor dem Tod in ihm aufleuchtet, dann nimmt er etwas als Frucht dieser Erkrankung mit auf seinen weiteren geistigen Weg.

Der Psychotherapeut LeShan hat in einer wunderbaren Weise in seinen Büchern dargestellt, wie die Seele des Menschen der eigentliche Handlungsspielraum ist im Blick darauf, ob das Ich in der

Lage ist, diese Seele zum Instrument für das eigene Handeln, für die selbstbestimmte biographische Lebensgestaltung zu entwickeln. Er stellt in einer sehr überzeugenden Weise dar, wie alle Karzinom-Erkrankungen im Seelischen ihren unmittelbaren Ausdruck finden und dort ihren Anfang nehmen, und untersucht, wie die Frage, ob das Ich, wenn es in der Biographie nicht erscheint und sozusagen durch zwei Seelenkräfte – die dem Menschen in der Welt begegnen und die auch Teil seiner eigenen Wesenheit sind – von dieser eigenen Ich-Begegnung abgelenkt wird, im Leben beantwortet wird. Einmal, indem der Mensch sich ganz durch die Welt beeinflussen läßt, indem er sich ständig fragt: Wie erwarten die anderen, daß ich bin? – Was muß ich tun, damit ich anderen gefalle? – Was an mir muß ich entwickeln, daß ich von anderen ein positives Echo bekomme? – Wie muß ich mich verhalten, damit ich in das hineinpasse, was ich glaube, daß die anderen es von mir erwarten? – Die andere Seite ist die, wo er diesen Bezug völlig verläßt und sich in einer irrationalen selbstbezogenen Innenwelt bewegt und in allem nur im Hinblick auf sich selbst handelt und entscheidet.

Im Goetheanum in Dornach in der Schweiz gibt es eine Plastik. Sie ist genannt – der Menschheitsrepräsentant. Sie zeigt eine menschliche Gestalt an einem Felshang, einen Arm nach oben, den anderen nach unten ausgestreckt. Unten kauert ein Wesen mit fledermausartigen Flügeln und einem drachen- oder wurmförmigen Leib. Oben auf dem Felsen kauert eine andere Gestalt mit herunterhängenden Flügeln, der ganze Körper gleichsam ein Gesicht, sie scheint eben hinunter zu stürzen. In dieser von Rudolf Steiner geschaffenen Plastik ist dargestellt, wie der Mensch stets die Mitte sucht zwischen dem Sich-Verlieren an die Welt und dem Verlieren an sich selbst. Und es war für mich ein sehr eindrückliches und ergreifendes Erlebnis, als ich in einer Betrachtung dieser plastischen Gruppe einmal versuchte, diesen Menschheitsrepräsentanten, diese Urbild-Menschengestalt, wegzudenken und nur die übrige Gruppe in der Seele wirken zu lassen. In diesem Augenblick habe ich das erste Mal wirklich erlebt, was das Karzinom seinem Wesen nach ist. Denn wenn wir diese Christusgestalt, diesen Menschheitsrepräsentanten, uns wegdenken, dann tritt an die Stelle »das Karzinom«. Und so bedeutet dieser Menschheitsrepräsentant auch so etwas wie eine Hoffnung, daß, wenn wir so werden wie er, wir das, was an diese Stelle treten will, überwinden, zu heilen vermögen.

Ich möchte mit einem Gedicht enden, so wie ich mit einem Gedicht begonnen habe, in dem von dieser Hoffnung etwas aufleuchtet, die der Mensch so nötig hat, um »sich selbst« zu werden. Es ist von Hilde Domin und heißt – Bitte –:

Wir werden eingetaucht
und mit dem Wasser der Sintflut gewaschen,
wir werden durchnäßt
bis auf die Herzhaut.

Der Wunsch nach der Landschaft
diesseits der Tränengrenze
taugt nicht,
der Wunsch, den Blütenfrühling zu halten,
der Wunsch, verschont zu bleiben,
taugt nicht.

Es taugt die Bitte,
daß bei Sonnenaufgang die Taube
den Zweig vom Ölbaum bringe.
Daß die Frucht so bunt wie die Blüte sei,
daß noch die Blätter der Rose am Boden
eine leuchtende Krone bilden.

Und daß wir aus der Flut,
daß wir aus der Löwengrube und dem feurigen Ofen
immer versehrter und immer heiler
stets von neuem zu uns selbst entlassen werden.

MARKUS TREICHLER

Neurologische und psychiatrische Erkrankungen im Lebenslauf

»Leben heißt: Blinden Dingen Gesicht sein –
einmal verklärt und einmal verweint.
Für das unbewegte sich rühren,
für das Wurzelgebundene – gehen,
alles immer Irrende führen
und das viel zu Stumme verstehen …«
R. M. Rilke

Biographie ist ein Entwicklungsweg. Für jeden Menschen geht dieser Weg von der Geburt bis zum Tod – schließt stürmische Entwicklungsphasen und scheinbare Ruhezeiten, Förderungen und Hemmnisse, Gesundheit und Krankheit mit ein. Das betrifft uns alle als entwicklungsfähige Wesen. Auch Erkrankungen gehören zum Entwicklungsweg dazu. Wir können sie durch unser Wissen nicht umgehen, wir können nur darauf hindeuten. Und wir können die Ereignis gewordenen Erkrankungen durch Therapie *und* einen angemessenen Umgang damit in das Leben sinnvoll integrieren, als Betroffene wie auch als Therapeuten. Dazu gehört bewußte Beurteilung der eigenen Krankheitsgeschichte und der eigenen Lebensgeschichte, der Biographie.

Der Mensch entwickelt sich in leiblicher, psychischer wie auch in geistiger Hinsicht. Diese Entwicklung ist in leiblicher Hinsicht, differenziert nach Organsystemen und Organen, deutlich verschieden. Ebenso zeigt sich im Bereich der psychischen Fähigkeiten eine zeitlich sehr unterschiedlich ablaufende psychische Entwicklung, und im Geistigen ist es wieder innerhalb der Lebenszeitgestalt ein Nacheinander des Erlangens geistiger Fähigkeiten.

Dabei ist es eine elementare Erfahrung, daß psychische und geistige Fähigkeiten sich nur dann im Laufe des Lebens entwickeln können, wenn die organische, leibliche Grundlage dafür in entsprechend gesunder Weise ausgebildet ist. Und diese leiblich-organische Grundlage muß ihre Entwicklung durchgemacht und abgeschlossen haben, damit dann, lebenszeitlich anschließend, sich zunächst die einfacheren und dann die komplexeren psychischen und geistigen Fähigkeiten entwickeln können.

Wir können diesen Entwicklungsschritt als

| leibliche | psychische | geistige |
| Grundlage | Fähigkeit | Steigerung |

beschreiben.

Ein primäres Organ für die psychische und geistige Entwicklung des Menschen ist das Zentralnervensystem. Deshalb lassen sich im Bereich neurologischer und psychiatrischer Erkrankungen deutlich lebensalterabhängige Krankheitsbilder erkennen.

Ich möchte aus beiden Bereichen, der Neurologie wie auch der Psychiatrie, einige typische Krankheitsbilder im Zusammenhang mit ihrer charakteristischen Erscheinungszeit darstellen.

Petit–mal–Epilepsie

Ein typisches Beispiel für an bestimmte Lebensalter gebundene neurologische Erkrankungen sind die verschiedenen Erscheinungsformen der *Petit-mal-Epilepsie*, also der sogenannten kleinen Anfälle. Im Zusammenhang damit treten auch charakteristische Krampfwellenmuster im EEG auf, die mit diesen Anfällen korreliert sind. Bleiben solche alterstypischen Petit-mal-Anfälle über das entsprechende Kindheitslebensalter hinaus bestehen, ist auch weiterhin dieses typische EEG-Wellenmuster zu beobachten. Eine alterstypische, altersgebundene Petit-mal-Epilepsie kann im späteren Lebensalter nicht mehr entstehen, sie kann nur in der ihr angemessenen Lebenszeit auftreten, unter Umständen aber als Ausdruck eines Entwicklungsstillstandes darüber hinaus bestehenbleiben. Häufig allerdings modifizieren sich die epileptischen Krampfanfälle von einem Petit-mal-Muster zu den sogenannten Grand-mal-Anfällen des Erwachsenenalters. Ist diese Modifikation einmal eingetreten, so gibt es keine Rückentwicklung mehr zu einem früheren Zustand. Das betrifft sowohl das klinische Erscheinungsbild des Anfallereignisses wie auch das dazugehörende Krampfwellenmuster im EEG.

Die früheste Erscheinungsform der Petit-mal-Epilepsie sind die sogenannten *Blitz-Nick-Salaam-Krämpfe*, kurz BNS-Krämpfe genannt, die im ersten Jahrsiebt auftreten und typischerweise in den ersten drei Lebensjahren, meist sogar im ersten Jahr schon beginnen.

Alle Petit-mal-Epilepsie-Erscheinungsformen entsprechen jeweils der Reaktionsweise und dem Entwicklungsstand des Gehirns in dem entsprechenden Lebensalter und der für dieses Lebensalter typischen psychischen und motorischen Entwicklung. Die psychomotorische Entwicklung des Kindes geht vom Kopf aus. Das heißt, die Willkürmotorik beim Kleinkind entwickelt sich vom Kopf über die Arme und den Rumpf abwärts. Entsprechend ist bei dieser frühesten Erscheinungsform eines Anfallleidens in erster Linie der Kopf betroffen. Dabei zeigt sich eine plötzliche ruckartige Vorwärtsbewegung des Kopfes, die auch von einem Anheben des Rumpfes, der Beine und einem Einschlagen der Arme begleitet sein kann.

In der Regel treten die Anfälle im Sitzen oder Liegen auf, auch aus dem Schlaf heraus. Das ganze Erscheinungsbild ähnelt dann einem blitzartigen Vorwärtsschleudern des Kopfes und des Oberkörpers, aus dem Liegen in eine kurze Sitzhaltung oder aus dem Sitzen nach vorn, wie die Vorbeugung arabischer Moslems gegen Osten mit dem Salaam-Ruf, weshalb die Anfälle auch Blitz-Nick-Salaam-Krämpfe heißen. Der einzelne Anfall dauert nur wenige Sekunden, und während dieser Zeit besteht ein schlafendes Bewußtsein, was allerdings nur bemerkt werden kann, wenn die Anfälle nicht aus dem Schlaf heraus auftreten. Um das 5. Lebensjahr setzen die BNS-Krämpfe aus und gehen im späteren Lebensalter häufig in fokale oder generalisierte Grand-mal-Anfälle über.

Die sogenannten *myoklonisch astatischen Anfälle* sind mit den BNS-Krämpfen verwandt und treten meist im 4. Lebensjahr auf. Infolge eines plötzlichen Tonusverlustes der Muskulatur stürzen die Kinder wie vom Blitz getroffen zu Boden. Häufig kommt es dabei zu einer Beugemyoklonie der Arme und Zuckungen der Gesichtsmuskulatur oder perioraler Automatismen. Diese Anfälle ereignen sich bevorzugt nach dem Erwachen aus dem Nacht- oder Mittagsschlaf. Außerdem haben diese Kinder meist noch tonische große Krampfanfälle. Dabei tritt kein Bewußtseinsverlust ein. Die Altersphase dieser Krampfanfälle ist das zu Ende gehende erste Jahrsiebt, die Kinder sind noch nicht in der Schule, sie spielen im Kindergarten und ihre bevorzugte Tätigkeit ist das spielerische Sich-Bewegen und Herumspringen. Denn schließlich haben sie gerade ihre Willkürmotorik glücklich ausgebildet. Und gerade diese neu entwickelte Fähigkeit ist es, die von einer jetzt einsetzenden Petit-mal-Epilepsie-Erkrankung betroffen wird. Es ist nicht mehr der Kopf wie in den ersten drei Lebensjahren, und es ist noch nicht das Bewußtsein, das erst im zweiten Jahrsiebt seine besondere Bedeutung erlangt, sondern es ist das Stehen und Gehen und Sich-bewegen-Können.

Im nächsten Lebensabschnitt, im zweiten Jahrsiebt, kommen die Kinder in die Schule. Da müssen sie still sitzen, und jetzt ist ihre Aufmerksamkeit besonders gefragt, d.h. das Wachbewußtsein. Die überwiegend sich in diesem Lebensabschnitt manifestierende Form der Petit-mal-Epilepsie ist die sogenannte Pyknolepsie oder die Absence-Anfälle. Der Gipfel der Absence-Anfälle liegt zwischen dem 6. und 10. Lebensjahr. Meist treten solche Absencen in großer Häufigkeit bis zu mehreren hundert am Tag auf. Sie können durch seelische Erregung und auch durch Hyperventilation provoziert werden. Eine Absence dauert, ähnlich wie bei den BNS-Anfällen, nur wenige Sekunden. Das Kind wird etwas blaß, bekommt einen starren Blick, hält in seiner gerade ausgeübten Tätigkeit inne, ohne hinzustürzen oder zu fallen, aber es reagiert nicht mehr auf Ansprechen. Es entsteht eine »seelische Pause«, die Kinder sind einen Moment wirklich weggetreten und bekommen nichts mehr mit. In der Schule schreiben sie unter

Umständen den betreffenden Buchstaben, an dem sie gerade waren, dann mehrmals hintereinander fort. Es ist also bei dieser Petit-mal-Form wiederum genau dasjenige gestört – wie bei den vorigen auch –, was in diesem Lebensalter als wichtigste Fähigkeit entwickelt worden ist.

In die Pubertät, meist mit Beginn des dritten Jahrsiebts, zwischen dem 14. und 17. Lebensjahr, fällt die erste Manifestation der *Impulsiv-petit-mal-Anfälle*. In diesem Lebensalter ist der zweite Gestaltwandel gerade in vollem Gange, und nun sind insbesondere Skelettsystem, Gliedmaßen und Muskulatur davon betroffen. Bei den pubertierenden Jugendlichen wachsen bekanntlich die Beine und Arme zu einer schlaksigen Länge heran, so daß die Gestalt einen Moment lang (einen biographischen Moment lang) etwas disproportioniert erscheint, auseinanderzufallen droht. In diese Zeit fällt das Auftreten der Impulsiv-petit-mal-Anfälle, deren Erscheinungsbild sich in salvenartigen myoklonischen Stößen zeigt, von denen hauptsächlich Schultern und Arme betroffen sind. Dabei kommt es bei einer Dauer von jeweils nur zwei bis drei Sekunden zu heftigen, wegschleudernden Bewegungen der Arme, also ganz im Sinne der Gliedmaßenwachstumstendenz dieses Entwicklungsabschnitts. Während wir alle mehr oder weniger gewohnt sind, uns morgens nach dem Schlaf zu räkeln, um uns wieder wohlig in unserem Körper drin zu fühlen, gelingt diesen Jugendlichen offenbar ihr wohliger Einzug in den Körper nicht so harmonisch, und es kommt dann eben nach dem Aufwachen morgens zu diesen impulsiven, stoßartigen, schleudernden Bewegungen der Arme, von der Schulter ausgehend. Oft werden diese impulsiven Räkeleien von den Betroffenen wie auch von den Eltern gar nicht als Anfälle gewertet, weshalb man dann speziell danach fragen muß, ob die Jugendlichen auffallend häufig beim Zähneputzen z.B. plötzlich die Zahnbürste durchs Bad schleudern oder ähnliches.

Die verschiedenen Erscheinungsbilder der Petit-mal-Epilepsie zeigen deutlich, wie diese Krankheitsprozesse jeweils diejenige Fähigkeit bzw. Organfunktion betreffen und einschränken oder behindern können, die gerade entwickelt und erworben wird, bzw. die in einem bestimmten Lebensabschnitt gerade die entscheidendste ist. Das ist in dieser Deutlichkeit sicher nicht von allen Erkrankungen zu sagen.

Multiple Sklerose

Gehen wir einen Entwicklungsschritt weiter in der Lebenszeit, erreichen wir das mittlere Lebensalter zwischen 20 und 40 Jahren. In der Neurologie ist dieses Lebensalter das Haupterkrankungsalter für eine der häufigsten organischen Nervenerkrankungen, nämlich die Encephalomyelitis disseminata oder MS (Multiple Sklerose). Sie kann frühestens mit der Pubertät auftreten und ist vor dem 20. Lebensjahr selten. Das Haupterstmanifestationsalter liegt wie gesagt zwischen 20 und 40.

Nach dem 45. Lebensjahr sinkt die Häufigkeit der Ersterkrankungen rapide ab, und nach 55 gibt es keine Erstmanifestation mehr. Es ist also eine ganz spezifische und prägnante Lebensalterphase, in der diese Erkrankung nur auftreten kann, nämlich das mittlere Lebensalter.

In diesem Zusammenhang ist es interessant, auch einen Blick auf einen nicht biographischen, sondern geographischen Zusammenhang mit der MS zu werfen. Denn so wie diese Krankheit biographisch auf bestimmte Lebensalter beschränkt ist, so beschränkt sie sich in ihrem Auftreten auch geographisch in ihrer Verteilung über die Erde: sie findet sich nur in den mittleren, d.h. in den gemäßigten klimatischen Zonen. In Europa ist die MS nördlich des 46. Breitengrades häufiger als südlich davon; in den nördlichen Bundesstaaten der USA ist sie oberhalb des 38. Breitengrades stärker vertreten als in den Südstaaten. Die Häufigkeit der MS nördlich des 46. Breitengrades in Europa und des 38. in Amerika beträgt 30 bis 60 Erkrankungen auf 100.000 Menschen – südlich der genannten Breitengrade sind es 5–15 Erkrankungen pro 100.000 Menschen; in den ganz heißen oder ganz kalten Gegenden, also z.B. Südamerika, Südafrika, Sibirien ist die Erkrankungshäufigkeit an MS 0 bis 4 Erkrankungen pro

100.000 Menschen, d.h. diese Erkrankung ist dort kaum zu sehen. Auch in Japan ist sie sehr selten, d.h. kommt so gut wie nicht vor, dagegen in Australien mit 10 Erkrankungen pro 100.000 Einwohner wieder etwas mehr als in Afrika oder in Sibirien.

Neben dieser geographischen und offenbar klimaabhängigen Erkrankungshäufigkeit gibt es in jedem Land, unabhängig von der sonst landesüblichen Häufigkeit, sogenannte MS-Fokio oder MS-Herde, in denen die Erkrankung in einem kleinen geographischen Gebiet gehäuft vorkommen kann. Es gibt Beobachtungen und Untersuchungen darüber, wie sich die MS-Erkrankung bei Auswanderern zwischen MS-seltenen Ländern und MS-häufigen Ländern verhält. Dabei ist das Ergebnis insofern sehr interessant, als die Erkrankungsmöglichkeit an MS dadurch geprägt wird, wo der betreffende Mensch sich bis zu seiner Pubertät, also in den ersten beiden Jahrsiebten etwa, aufgehalten hat. In diesen beiden ersten Jahrsiebten nimmt der Mensch die MS-Erkrankungsmöglichkeit seiner geographischen Gegend in sich auf. Wandert also z.B. ein Mädchen aus Sizilien nach der Pubertät nach Deutschland aus, so wird sie in Deutschland nicht an MS erkranken. Wandert sie allerdings mit ihren Eltern schon vor der Pubertät, vielleicht im ersten oder Anfang des zweiten Jahrsiebts nach Deutschland aus, so kann sie entsprechend der hiesigen Häufigkeit und Erkrankungswahrscheinlichkeit an MS erkranken. D.h. also: Findet die Auswanderung vor der Pubertät statt, so ist das Einwanderungsland entscheidend für die MS-Erkrankungsmöglichkeit; findet die Auswanderung nach der Pubertät statt, so ist das Auswanderungsland, also das Geburts- und Heimatland, bestimmend.

Ich denke, deutlicher als die MS mit diesen Phänomenen kann eine Erkrankung kaum noch ihre Abhängigkeit von der Entwicklung des mit der Pubertät freiwerdenden Seelenleibes demonstrieren! Demnach ist die MS eine Erkrankung des in der anthroposophischen Terminologie sogenannten Astralleibes, der Seelenorganisation, die sich im zweiten Jahrsiebt gewissermaßen den Leib erobert, zu der physiologischen Atemreife und zur physiologischen Reife des Zentralnervensystems um das 10. Lebensjahr führt, dann am zweiten Gestaltwandel mit Skelett- und Gliedmaßenwachstum und Kräftigung der Muskulatur tätig ist, und schließlich die Pubertät, d.h. die Geschlechtsreife hervorbringt. Nach dieser bemerkenswerten Leistung wird diese Seelenorganisation dann zunehmend leibfrei in einem Empfindungs- und Gefühlsleben, das zunächst allerdings in seinem seelischen Erleben noch von der starken Verbindung mit den eben erst gewonnenen physiologischen organischen Fähigkeiten der Geschlechtsorgane, also der Sexualität geprägt ist, aber auch von anderen körperlichen Bedürfnissen wie Freude an der Bewegung, Freude am Leben, Freude am Genuß, Freude an guter Stimmung und Lachen, dabei aber noch ohne die volle Verantwortung dem Leben gegenüber, wie es eben die Jugendzeit des dritten Jahrsiebts kennzeichnet.

Die Erkrankung selbst, also die Encephalomyelitis disseminata = MS, erscheint mir aufgrund meines Umgangs mit Patienten wie ein Zurückschrecken vor der Verantwortung dem Leben und der Welt gegenüber, wie sie in dem Lebensprozeß des vierten und fünften Lebensjahrsiebtes im Zusammenhang mit dem zunehmend erlebbaren Ernst und den Aufgaben des Lebens biographisch und psychologisch gefordert wird.

Eine seit ihrem 22. Lebensjahr an MS erkrankte Patientin bestätigte mir erst kürzlich, sowohl anhand eines sehr prägnanten Traumes wie auch ihres Lebensrückblickes, daß sie von sich den Eindruck hat, als hätte sie sich auf einer gewissen Ebene immer wieder vom Leben, von den Aufgaben und dem Ernst des Lebens zurückgezogen, als wäre sie davor zurückgeschreckt. Und daß sich genau *diese Tendenz in ihrer Erkrankung verselbständigt habe.* Es gibt auch eine andere Seite ihres Wesens und ihres Lebens, wo sie durchaus tüchtig, stark und erfolgreich ist. Aber diese beiden Seiten oder diese beiden Qualitäten bekommt sie nicht zusammen. Es ist eine Kluft dazwischen ohne Vermittlung.

Damit bin ich bei dem zweiten, mir charakteristisch erscheinenden Merkmal für die MS-Erkrankung, die mit dem biographischen und dem geographischen Phänomen des mittleren Bereiches zusammenhängt: Auch der seelische Bereich, der Bereich der Seelenorganisation (Astralorganisation) ist ja ein mittlerer Bereich zwischen der leiblichen und der geistigen Organisation der menschlichen Wesenheit. Die MS erscheint mir wie eine Erkrankung der in sich selbst zusammenfallenden schwachen Mitte, weshalb die geographische Verbreitung gerade in den mittleren gemäßigten Klimazonen auftritt, das biographische Erkrankungsalter das mittlere Lebensalter und der anthropologische Ort der Erkrankung die mittlere Seelenorganisation ist. Und durch dieses Zusammenfallen einer schwachen Mitte können die beiden anthropologischen Pole des Nerven-Sinnes-Systems und des Stoffwechsel-Systems unvermittelt aufeinanderprallen, d.h. zwei extrem verschiedene Qualitäten stehen sich hautnah gegenüber. In dem Fall der eben besprochenen Patientin sind es die beiden Qualitäten des Stark- und tüchtig- und Erfolgreich-Seins auf der einen Seite und des doch in sich selbst Zurückschreckens vor den Aufgaben und dem Ernst des Lebens auf der anderen Seite, und das Erleben der Patientin, dazwischen keinen Ausgleich, keine Vermittlung, keine Mitte finden zu können.

Pathophysiologisch finden wir insofern das gleiche auch im anatomischen Bereich des Zentralnervensystems oder des Rückenmarks, als die MS eine sogenannte Entmarkungserkrankung ist, die vorwiegend die weiße Substanz des Gehirns befällt, d.h. die lipoide fettähnliche Substanz der Markscheidenhüllen um die Nerven herum. Die Nerven des Rückenmarks und des Gehirns haben diese Markscheidenhülle als schützende und ernährende Substanz um die Nervenzellen selbst. In dieser fettähnlichen Substanz findet der ernährende Stoffwechsel für die Nervenzellen statt. Nur die peripheren Nerven des vegetativen oder autonomen Nervensystems sind markscheidenfrei. Im Rahmen der Encephalomyelitis disseminata treten nun in Rückenmark oder Gehirn Entmarkungsherde auf, d.h. die Markscheiden entzünden sich im Sinne eines vermehrten Stoffwechselprozesses, es kommt zu einer Anschwellung, Rötung und Auflockerung der Markscheidenhüllen. Durch diese Vorgänge wird die Leitfähigkeit des betreffenden Nerven gestört, seine Funktion wird unkontrollierbar, wir können auch sagen, sie wird so autonom wie die der peripheren vegetativen autonomen Nerven. Es ist ein *entzündlicher Zerfallsprozeß*, der sich, vergleichbar einem Verdauungsprozeß im Magen-Darm-Bereich, jetzt an den Nerven selbst abspielt und infolgedessen auch im klinischen Erscheinungsbild der Erkrankung zu einem Zerfall führt. Diese Zerfallsphänomene lassen sich in allen Symptomen der MS wiederfinden: Es kann zu Sehstörungen kommen mit einem Zerfall des einheitlichen optischen Bildes in zwei, d.h. in *Doppelbilder*, auch zu einem vorübergehenden *Schleiersehen* oder gar vorübergehender *Erblindung*. Im willentlichen Bewegungsablauf kommt es zu dem typischen *Intentionstremor*, außerdem zu distal betonten, zentralen *spastischen Paresen* (Lähmungen). Eine Verminderung der Feinmotorik führt zu einem steifen Gang, zu einer *Ataxie*, d.h. einer Unausgewogenheit in Kraft und Muskeltonus im Ablauf einer Bewegung zwischen Agonisten und Antagonisten, *Empfindungsstörungen* treten auf im Sinne von Mißempfindungen, Taubheitsgefühl, Pelzigkeitsgefühl und Kribbeln bei gleichzeitiger Verminderung der Empfindungsqualität durch Berührung. Es kann zu einem Zerfall derjenigen Funktionen kommen, in denen wir Halten und willentlich geführtes Entleeren unserem Organismus eingeprägt haben, gemeint sind Blasen-, und unter Umständen auch Darmentleerungsstörungen wie Inkontinenz, imperativer Harndrang oder auch Retention. Auch hier also findet ein Zerfall der normalen Organfunktion statt. Ebenfalls Zerfallsphänomene sehen wir in der berühmten Charkot'schen Trias, dem Nystagmus, also dem Augenwackeln, dem schon erwähnten Intentionstremor und der skandierenden, d.h. unharmonisch abgehackten Sprache.

Auch im seelischen Bereich zeigt sich ein Zerfall der vom erwachsenen Menschen normalerweise gehaltenen, geordneten Stimmungslage, die der jeweiligen Situation angemessen ist, während beim typischen MS-Kranken häufig eine der Situation unangemessene euphorische Stimmungslage mit gelegentlich unmotiviertem Lachen zu beobachten ist. Es kommt im Rahmen von MS-Erkrankungen sogar, wenn auch selten, zu einem noch weiteren psychischen Zerfall im Sinne von regelrechten paranoid halluzinatorischen Psychosen.

Zerfallsphänomene also im Bereich von optischer Sinneswahrnehmung, von Bewegungsabläufen, Empfindungsqualitäten, Entleerungsqualitäten und im Bereich der seelischen Stimmungslage. Diese Zerfallsphänomene sehe ich als Ausdruck des unvermittelten Aufeinanderprallens von Nerven- und Stoffwechselprozessen in dem Selbstverdauungsprozeß der Markscheiden hautnah am Nerven entlang. Es ist eine Erkrankung des Zerfalls infolge einer in sich schwachen und in sich selbst sich auflösenden, zerfallenden Mitte zwischen den Polen.

Parkinsonsche Krankheit

Ich gehe jetzt einen Schritt weiter zu einer typischen neurologischen Alterskrankheit, die gleichzeitig die häufigste organische Erkrankung im Bereich der Neurologie ist: die *Parkinsonsche Erkrankung.* Hierbei handelt es sich um eine degenerative Erkrankung der grauen Substanz im Bereich der Stammganglien, insbesondere der sogenannten Substantia nigra. Ich will jetzt gar nicht auf die pathophysiologischen oder pathobiochemischen Einzelheiten dieser komplizierten Erkrankung eingehen, sondern vielmehr ganz kurz das klinische Erscheinungsbild skizzieren, das nämlich in einem gewissen Gegensatz zu der vorher geschilderten entzündlichen Erkrankung, die im Bereich des Gehirns und Rückenmarks disseminiert auftritt, steht. Es ist, wie schon gesagt, eine degenerative Erkrankung, d.h. eine Erkrankung, die mit dem Zelluntergang bestimmter Nervenzellen im Gehirn einhergeht. Dieser Zelluntergang führt logischerweise zum Ausfall der entsprechenden Funktionen. Und während wir bei der MS einen Auflösungs- und Zerfallsprozeß feststellen konnten, sehen wir jetzt einen *Untergangs- und Erstarrungsprozeß.* Der Untergang bezieht sich auf die Zellen, die Erstarrung auf das klinische Erscheinungsbild, auf die Symptomatik des Patienten.

Das Erscheinungsbild des Parkinsonkranken ist von einer Erstarrung, von einer Hemmung der willkürlichen Bewegung geprägt. Wir beschreiben dieses Phänomen als Akinese, d.h. als Bewegungsarmut oder Bewegungsstarre im Bereich der mimischen Muskulatur des Gesichts und im Bereich der gesamten Willkürmotorik, d.h. also sowohl beim Gehen und bei den Mitbewegungen der Arme beim Gehen als auch bei jeder intentionalen Bewegung; alle Bewegungsabläufe sind gehemmt, verlangsamt, neigen zur Erstarrung; die Schrift wird klein, die Körperhaltung gebückt, die Arme gebeugt, der Gang kleinschrittig und unsicher, die Haltung selbst ebenfalls unsicher. Dabei ist der Muskeltonus im Sinne eines Rigors stark erhöht. Rigor heißt, daß sowohl Beuger wie Strecker gleichzeitig in einem angespannten Muskeltonus sind und dadurch die aktive und auch die passive Bewegung deutlich erschwert sind. Bei 80% der Parkinson-Patienten besteht auch ein Ruhetremor im Wachzustand, der bei Entspannung und im Einschlafen verschwindet und im Tiefschlaf periodisch wieder auftritt. Bei affektiven Erregungen nimmt der Tremor zu, bei streichelnder Berührung hört er auf. Die Sprache ist leise, monoton und langsam, ebenso sind die psychischen Abläufe, insbesondere des Denkens und spontane Äußerungen verlangsamt und gehemmt, aber inhaltlich ungestört.

Polar zu dieser ganz typischen degenerativen Alterserkrankung sehen wir interessanterweise eine Erkrankung der gleichen Stammganglienzellen der Substantia nigra als entzündliche Erkrankung bei Schulkindern im zweiten Jahrsiebt. Meist sind es Mädchen, während die Parkinsonsche Erkrankung überwiegend Männer betrifft. Diese entzündliche Erkrankung der betreffenden Zellen führt zu der sogenannten *Chorea minor* mit einer Verminderung des Muskeltonus und plötzlich ausfahrenden, unkontrollierten, schnellen Bewegungsabläufen; also einer unkontrollierbaren, unwillkürlichen Steigerung von Bewegungsabläufen bei vermindertem Muskeltonus. Es ist genau das konträre Bild zur Parkinsonschen Erkrankung, im entgegengesetzten Lebensabschnitt.

Ich möchte jetzt die neurologischen Krankheitsbilder verlassen und zur Psychiatrie übergehen.

Lebensphasen psychischer Entwicklung und Krisen

Lebensphase	*Psychische Entwicklung*	*Psychische Krise*
Kindheit *– 7	Nachahmung; Ur-Vertrauen	Angst, Mißtrauen, Rückzug
	Vorstellungsreife	Beziehungsstörung
	Schulreife	Begegnungsstörung
		Autismus
Erstes Schulalter 7–14	Annehmen von Führung	Enttäuschung
	liebevolle Autorität	Rückzug
	Verehren	Depression
	Pubertät: Geschlechtsreife	Rebellion
	Erdenreife	Verachtung
		Pubertätskrise
Jugendalter 14–18	Orientierung an Vorbildern,	Zweifel,
	Idolen – Idealen	Unselbständigkeit,
	Urteilsreife	Abhängigkeit
	Selbständigkeit	Sucht, Magersucht
		Hebephrenie

Vita activa

Erlebnisalter 18–28	Ideal-Begeisterungskraft	Ängste, Phobien
	Bedürfnisse – Wünsche – Ziele	Ziellosigkeit
	Empfingungsseele	Depression, Bulimie, Sucht, Schizophrenie
Schaffensalter 28–40	Entscheidungs- und Tatkraft,	Entwicklungskrise
	Tragekraft	Beziehungskrisen
	Verstandesseele	Orientierungskrise
	Lebensmitte	Depression
Gestaltungsalter ca. 40 – 50	Führungs- und Gestaltungskraft	Gestaltungskrise
	soziale Urteilskraft	Orientierungskrise
	Bewußtseinsseele	Sinnkrise
		Depression

Vita contemplativa

Lebensphase	Psychische Entwicklung	Psychische Krise
Reifungsalter ca. 50–60 …	neuer Idealismus neue Empfindungsfähigkeit seelische Tüchtigkeit, Kraft Verwandlung des Gefühlslebens	fehlende Ideale »Hirngespinste«; vom alten Gefühlsleben beherrscht; Reifungskrisen (bei Frau und Mann sehr unterschiedlich!) Depressionen
Erfüllungsalter ca. 60–70 …	gesteigerte Überzeugungskraft, erweiterte Gesichtspunkte, Überblick »Altersweisheit«	vorzeitiges Nachlassen, Versiegen der seelischen Kräfte Alterswahn
Das Alter der Vollendung und Verwandlung ca. ab 70 …	innere Gelassenheit innere Gerichtetheit Vorbild durch das So-Sein (nicht durch Wissen oder Handeln)	Unruhe Desorientierung Altersverwirrtheit

Alterstypische psychiatrische und psychosomatische Erkrankungen

Psychiatrische Erkrankungen sind in ihrem Erscheinungsbild mindestens ebenso charakteristisch vom Stand der seelischen Entwicklung abhängig, wie wir das bei den neurologischen Erkrankungen zum Teil deutlich sehen konnten. Darauf deutet schon der in der Kinderpsychiatrie übliche Begriff der *Verhaltensstörungen* hin, womit charakterisiert wird, daß ein normales, den Situationen und Anforderungen des Lebens angemessenes Verhalten in diesem Lebensabschnitt von den Kindern oder Jugendlichen gelernt und eingeübt werden soll und sich dann gerade in diesem Prozeß Störungen manifestieren.

Eine weitere altersabhängige psychiatrische Erkrankung ist die *Pubertätskrise* als Ausdruck einer krisenhaften Entwicklung des neu erwachenden, aus dem Leib aufsteigenden Seelenerlebens.

Ungefähr im gleichen Lebensalter tritt dann die Jugendform der schizophrenen Psychose auf, die sogenannte *Hebephrenie*, die lange Zeit in ihrem Erscheinungsbild mit einer prolongierten Pubertätskrise verwechselt werden kann, die sich ebenfalls in ihrer Symptomatik an dem erwachenden Empfindungs- und Gefühlsleben des Jugendlichen manifestiert und sich hier im Sinne einer oberflächlichen Albernheit, Läppischheit, Uninteressiertheit und in gewisser Weise auch einer seelischen Unberührtheit zeigt, verbunden mit Willensschwäche und Tatenlosigkeit.

Die dritte alterstypische psychiatrische bzw. psychosomatische Erkrankung des Pubertätsalters ist die *Pubertätsmagersucht*, die *Anorexia nervosa*, als Ausdruck einer schweren Entwicklungsstörung des Seelenleibes auf dem vorher schon angedeuteten Entwicklungsweg zur physiologischen und psychologischen Reife. Die Symptomatik der Magersucht ist bestimmt von dem Rückzugsverhalten der Seelenorganisation aus dem Leib und von der Welt, die den Menschen umgibt. Daraus resultieren entsprechend Interesselosigkeit und Entscheidungslosigkeit in den Fragen der eigenen Biographie, Lebensführung, Berufswahlentscheidung und ähnlichen Bereichen. Es ist eine Rückzugstendenz von dem zur Geschlechts- und Erdenreife hinführenden Übergang des zweiten ins dritte Jahrsiebt in die Anfangszeit des zweiten oder gar in das erste Jahrsiebt zurück mit betont kindlicher Leichtigkeit und Unverantwortlichkeit bzw. Verantwortungslosigkeit bei körperlicher Indifferenziertheit zwischen Jungen und Mädchen. Die Verweigerung des Essens mit der nachfolgenden Magerkeit ist gewissermaßen nur das Mittel oder der Weg zum Ziel des sich nicht richtig Inkarnieren-Wollens. Es ist ein Zurückweichen der Seele vor dem Leib und dem mit ihm verbundenen Leben mit seinen Aufgaben und Verpflichtungen. Darüber hinaus ist es noch ein spezielles Verweigern der Weiblichkeit (95 % sind Mädchen) und ihrer biographischen Entwicklung. Dies scheint mir in einem großen biographischen Zusammenhang, nämlich karmisch, d. h. in Erlebnissen der vorigen Inkarnation begründet zu sein.

Bei dem biographischen Schritt vom dritten ins vierte Lebensjahrsiebt, wenn sich aus dem mehr leiborientierten Empfindungs-

Seelenleib und Seelenleben die mehr weltorientierte Empfindungsseele entwickelt und die Grundfrage dieses jetzt beginnenden Lebensabschnitts lautet: »Wie erlebe ich die Welt?« –, ist dieser Lebensabschnitt prädestiniert für seelische Störungen im Empfindungsbereich. Dann wird das Erleben der Welt selbst zur Frage, zur bedrängenden Frage: »Was erlebe ich eigentlich an der Welt oder an Menschen, an Begegnungen, an Wahrnehmungen ...? – Finde ich in meinen Erlebnissen oder Wahrnehmungen einen Halt, oder besteht nicht vielmehr die Gefahr und die Drohung, ins Bodenlose zu versinken? – Kann ich überhaupt Vertrauen in die wahrgenommene Welt haben – und woher soll es kommen, wenn ich es nicht habe?« Es sind Fragen, die das Erleben dieses Seelenentwicklungsabschnittes im Lebenslauf stellt, es sind Fragen, die im Zusammenhang stehen mit der Manifestation neurotischer Erkrankungen, insbesondere mit den Phobien, die sich in diesem Lebensabschnitt des vierten Jahrsiebts, häufig gleich zu dessen Beginn, manifestieren.

Depression

Eine der häufigsten und wichtigsten Erkrankungen in der Psychiatrie ist zweifellos die Depression. Sie kann gewissermaßen in allen Lebensaltern auftreten, zeigt sich aber dennoch besonders häufig in Zeiten des Phasenwechsels, in Zeiten besonderer Entwicklungsaufgaben. So kann sie bereits im ersten und zweiten Lebensjahrsiebt als kindliche Depression, dann aber auch wieder gegen Ende des dritten Jahrsiebts in einer besonderen Häufigkeit in Erscheinung treten, d.h. also nach der Pubertät im Übergang zum ersten Erwachsenenalter, eben dem eigentlichen Erlebnisalter, auf der Entwicklungsstufe der Empfindungsseele. Diese Erscheinungsformen der Frühdepressionen bei Jugendlichen und jungen Erwachsenen sind in Feinheiten zu unterscheiden von Depressionen der späteren Lebensabschnitte. Sie sind in sich beweglicher und deutlich mehr von Traurigkeit und Unglücklichsein geprägt, als das bei späteren Depressionen der Fall ist. Es können wechselnde funktionelle körperliche Beschwerden damit einhergehen, auch Inaktivität und Leistungsminderung in Schule oder Studium, und es ist weniger dieses später deutlicher ausgeprägte typische depressive Erleben vorhanden, so daß diese frühen Depressionen, auch wenn sie Ausdruck einer endogen und damit phasisch verlaufenden Erkrankung sind, oft von den Betroffenen ohne Behandlung durchlitten und überstanden werden, insofern sie durch die Beweglichkeit im Ablauf dieser depressiven Phasen noch leichter selbst herauskommen.

Dies sieht schon anders aus bei Depressionen des mittleren Lebensalters, zwischen 28 und 40 und zwischen 40 und 50, also grob gesprochen zwischen dem 30. und 50. Lebensjahr, wenn Orientierungs- und Sinnfragen im Vordergrund stehen und im Rahmen einer Depression dann Zweifel, Orientierungslosigkeit und Sinnkrise auftreten, verbunden mit Insuffizienzgefühl den Lebensaufgaben gegenüber, mit Verzweiflung und Versagensängsten am Leben, am Beruf, am Partner, schließlich an sich selbst. Jetzt herrscht nicht mehr ein Unglücklichsein oder Traurigsein vor wie bei der Frühdepression, sondern typischerweise diese vitale Depression, diese Schwermütigkeit und diese besonders schwere Tendenz zum Versiegen seelischen Erlebens und seelischer Gefühle überhaupt.

Während bei den Frühdepressionen die Empfindungsfähigkeit entsprechend dem Lebensalter deutlich stärker vorhanden ist und deswegen die Depression noch als Traurigkeit erlebt werden kann, steht in dieser mittleren Lebensphase jetzt Verantwortung den Lebensaufgaben gegenüber im Vordergrund, und entsprechend stellen sich auch die Gefühle von Versagen an der Verantwortung, von Zweifeln und schließlich von Schuldgefühlen dem eigenen Versagen gegenüber ein.

Wiederum etwas anders ist die typische Altersdepression nach dem 60. Lebensjahr, die häufig sehr unbeweglich fest und starr erscheint. Die Patienten können von einer inneren Unruhe und Ängstlichkeit getrieben sein, ein jammerndes Verhalten steht häufig im Vordergrund; oft verbunden mit der zum Teil sogar wahnhaft anmutenden Furcht vor körperlichen Erkrankungen oder anderen paranoiden Erlebnissen, die alle mit Krankheit, Verarmung, Schuld, Untergang oder Tod zu tun haben – ein typisches Charakteristikum der Altersdepression, das es bei Depressionen zu anderen Lebensaltern nicht gibt. Dazu findet sich häufig ein Verzweiflungsgefühl, vor allem angesichts einer möglichen Einsamkeit im Alter, eine Angst vor dem Alleinsein und schließlich Schuldgefühle gegenüber den Versagungen und Fehlern des gesamten zurückliegenden Lebens. Die Empfindungsfähigkeit, die in diesem Lebensabschnitt noch einmal eine besondere Reife und Tiefe erfahren könnte, stürzt in diese Tiefe im negativem Sinne ab und erlebt nur noch das Dunkel, das diese Seele umgibt.

Alterspsychiatrische Erkrankungen

Mit der Erwähnung der Depression im Alter ist schon eine der wichtigsten und häufigsten alterspsychiatrischen Krankheiten genannt.

Einem biographischen Verständnis erscheint das hohe Alter nicht, wie so oft beschrieben, von Nachlassen, Versiegen und Rückgang bestimmt. Dies ist nur eine sehr äußerliche und physische Seite. Auf seelischer und geistiger Ebene können vielmehr Prozesse und Phänomene des Verwandelns, des Verzichtens und der Verinnerlichung beobachtet werden: *Verwandeln* äußerer, physischer Kräfte und Fähigkeiten in innere, überphysische, d. h. seelisch–geistige Kräfte und Fähigkeiten, die sich tatsächlich nicht mehr an den Sachzwängen der physischen Welt orientieren, sondern darüber hinausgehen und dadurch zu vertieften, ungewöhnlichen, ja, manchmal sogar abnormen psychischen Phänomenen führen können.

Verzichten auf materiellen, körperlichen oder sozialen Fortschritt und sich beschränken auf die eigenen inneren Werte; auf die Erfahrungen des Lebens und der sich daraus ergebenden Einsichten und Erkenntnisse. *Verinnerlichen* von äußeren, praktischen, »weltlichen« Fertigkeiten und Tätigkeiten in eine innere, geistige Entwicklung, deren Orientierung jetzt auch nicht mehr im äußeren

Sinne auf die umgebende Welt gerichtet ist, sondern sich auf das wirklich Wesentliche richtet. Die *Vita activa* wandelt sich zu einer *Vita contemplativa* und auf diesem Wege der inneren Entwicklung entstehen neue und andere, aber keinesfalls weniger bedeutsame, sondern wichtige Erfahrungen und Qualitäten, die einen biographischen Gewinn bedeuten.

Im Laufe des zunehmenden Lebensalters bietet sich als erster seelisch–geistiger Entwicklungsschritt die Chance zur Verwandlung des Empfindungs– und Gefühlslebens. Gesättigt von der reichen Lebenserfahrung und den vielfältigen Einsichten, die im Laufe des gelebten Lebens gewonnen wurden, müssen die Empfindungen und Gefühle im Alter keineswegs nachlassen, sondern können vielmehr mit diesen Erfahrungen und Einsichten aus der eigenen Biographie angereichert, befruchtet und erweitert werden, so daß die Gefühle des Menschen im höheren Lebensalter nicht mehr erfahrungshungrig und sprunghaft sind wie in jüngeren Jahren, sondern ideell durchstrahlt, aus Erfahrung wissend und aus Einsicht verantwortungsvoll. Eine neue Begeisterungsfähigkeit und eine bisher ungeahnte Tiefe und Steigerung des Empfindungs- und Gefühlslebens sind die Frucht dieses biographischen Entwicklungsschrittes.

Treten hierbei krisenhafte Entwicklungsschwierigkeiten auf, kann es zu Abwegen, Umwegen oder verzerrten Erscheinungsbildern der genannten Entwicklungsphänomene kommen. Das häufigste Erscheinungsbild einer solchen Entwicklungskrise im höheren Lebensalter ist die oben beschriebene Altersdepression.

Bei dem nächsten seelisch–geistigen Entwicklungsschritt im höheren Lebensalter geht es um die Verinnerlichung des Vorstellungs- und Gedankenlebens. Auch hier kommen dem Menschen selbstverständlich wieder die Erfahrungen seines Lebenslaufes zugute. Ebenso auch die Veränderungen der äußeren Lebenssituation, daß die Menschen in diesem Alter in der Regel nicht mehr berufstätig sind und somit gerade in ihrem Vorstellungs- und Gedankenleben freier, d. h. selbstbestimmter sein können als in früheren Lebensphasen. Denn es geht in diesem Entwicklungsschritt tatsächlich darum, sich in seinem Vorstellen und Denken nicht mehr von äußeren Angeboten oder Ablenkungen, Notwendigkeiten oder Sachzwängen bestimmen und leiten zu lassen, sondern jetzt endlich einmal die eigene Richtung und Ordnung in das Gedankenleben zu bringen.

Wenn ein alter Mensch aus seiner reichen Lebenserfahrung zu seiner eigenen inneren Richtung und Ordnung im Denken kommt, so gewinnt er eine eben nur dem alten Menschen mögliche gesteigerte Überzeugungskraft, aus seinem Überblick, seiner Erfahrenheit, aus den weiten Gesichtspunkten, die er sich erworben hat. Es ist die Altersweisheit, die wir durchaus gewohnt sind, bei alten Menschen anzutreffen, und die wir durch eine besondere Achtung respektieren.

Entwicklungshindernisse auf dieser Stufe können nun zu echten Abwegen im Denken führen und sich als wahnhafte Erlebnisse im Alter, als eine besondere Alterswahnkrankheit (das Altersparanoid) äußern. Es ist dies ein typisch und in dieser Weise nur im Alter vorkommendes wahnhaftes Erleben bzw. wahnhaftes Beurteilen der Eindrücke aus der Umgebung, wobei sich hier im Erleben verschiedene Ebenen bei dem Patienten durcheinandermischen und zu den für die Mitmenschen zunächst völlig unverständlichen wahnhaften Äußerungen führen können (z. B. Bestehlungswahn u. a.).

Schließlich kommen wir zum dritten biographischen Entwicklungsschritt des höheren Lebensalters, der Verinnerlichung unseres Willenslebens. Dabei spielen Verzicht und Verwandlung ebenfalls eine große Rolle. Denn bei diesem anspruchsvollsten Schritt auf dem Wege der *Vita contemplativa* geht es nicht mehr um das eigene Erleben oder um die eigene Weisheit, es geht nicht mehr um Rat oder um Tat, sondern um den Kern der menschlichen Existenz, um das *so Sein.*

Die Absichten, Wünsche, Interessen und Ziele eines Menschen in einem solchen hohen Lebensalter und auf einer solchen anspruchsvollen seelisch-geistigen Entwicklungsstufe seiner Biographie gehen nicht weiter auf äußeren Erfolg oder Fortschritt, auf Anerkennung durch Rat oder Tat, sondern jetzt ist das Ziel der eigenen biographischen Entwicklung so nah und so klar vor Augen, daß der Mensch seine Richtung kennt und mit ihr eins werden kann; daß er einen Schritt getan hat, nicht mehr nur *auf dem Weg* zu sein, sondern selbst ein Stück seines Weges, seines Entwicklungslebensweges selbst geworden zu sein. Ein solcher Mensch im hohen Lebensalter strömt eine sonst kaum je erlebbare innere Ruhe und Gelassenheit aus. Er hat eine Ausstrahlung von Stimmigkeit, von einer greifbaren Identität mit sich selbst und einer erlebbaren inneren Gerichtetheit auf sein Lebensziel, daß es eine Freude und ein Glück ist, einem solchen alten Menschen begegnen zu dürfen. Freilich sind hier die krisenhaften Entwicklungsschritte, Abirrungen und Verfehlungen bei diesem hohen Anspruch besonders häufig und gefährlich. Die alterspsychiatrischen Phänomene wie innere und äußere Unruhe, Orientierungsstörungen (Desorientiertheit auf verschiedenen Ebenen) und schließlich das Vollbild der sogenannten Altersverwirrtheit, die freilich verschiedene organische Ursachen haben kann (z. B. Alzheimer–Demenz oder andere Demenzen). Dies sind die schwersten alterspsychiatrischen Krankheitsbilder dieser biographischen Entwicklungsphase.

Mit diesem Blick auf die unterschiedlichen Erscheinungsformen der Depression in den verschiedenen Lebensaltern und schließlich der alterspsychiatrischen Krankheitsbilder als Ausdruck von Entwicklungskrisen auf dem Weg der Leibbefreiung seelisch-geistiger Fähigkeiten von ihrer organisch-leiblichen Grundlage des Gehirns (im Sinne von degenerativen und sklerosierenden Erkrankungen) möchte ich die Darstellung von neurologischen und psychiatrischen Erkrankungen im Lebenslauf abschließen.

MATTHIAS KOMP

Biographiearbeit in der anthroposophisch-medizinischen Praxis

Kommt ein kranker Mensch als Patient zu einem Arzt, so gibt es für diesen verschiedene Möglichkeiten, zu einer Erkenntnis der Erkrankung sowie zu therapeutischen Konsequenzen zu kommen. Die heute häufigste Zugangsmöglichkeit besteht im sogenannten naturwissenschaftlich geprägten Weg, bei dem der Arzt versucht ist, über eine Reduzierung der Symptomenvielfalt des kranken Menschen diese auf anatomisch-pathologische bzw. pathologisch-psychologische Parameter zu reduzieren, die dann letztendlich in der sogenannten »Organdiagnose« beschrieben werden. Die Folge dieser Zugangsweise ist, daß individuelle Momente der Symptomatik wie auch der Erlebnisweise des Patienten weitestgehend außer acht gelassen werden, weil sie den Blick im Hinblick auf die Organdiagnose eher behindern. Allerdings gibt es die Erkenntnis, daß häufig ein Krankheitszustand in Erscheinung tritt, bei dem verschiedenste Organbereiche zur Beachtung kommen, die dann den Arzt zu einer mehr systematischen Betrachtungsweise zwingen. Dies drückt sich darin aus, daß komplexe Krankheitszusammenhänge dann als sogenannte »Syndrome« bezeichnet werden.

Eine andere Möglichkeit des Zuganges ist die dem homöopathisch ausgebildeten Arzt zur Verfügung stehende Möglichkeit, sich eine Erkenntnis eines Krankheitsprozesses zu verschaffen, indem er die vielfältigen, oft scheinbar widersprüchlichen Symptombeschreibungen des Patienten in einem Symptomenkomplex zusammenfaßt. Diesen stellt er nun den verschiedenen sogenannten Arzneimittelbildern gegenüber, in denen die homöopathischen Heilmittel in ihrem Wirkungsspektrum auf den Menschen dargestellt sind.

Indem er nun versucht, ein dem Symptomkomplex des einzelnen Patienten möglichst ähnliches Arzneimittelbild zu finden, kommt er zur individuellen Behandlungsweise dieses Menschen. Individuell heißt in diesem Fall, daß möglichst das passendste Arzneimittel für diesen Patienten gefunden wird. So spielt die individuelle Seite des Kranken für den Arzt eine besonders wichtige und auch zur Therapie notwendige Rolle.

Eine dritte Zugangsmöglichkeit aus ärztlicher Sicht bildet z.B. die anthroposophische Medizin. Hier wird nun versucht, von geisteswissenschaftlicher Seite die Gesamtheit der vielfältigen Krankheitserscheinungen daraufhin zu verstehen und zu durchdringen, wie sich die Wesensglieder dieses Menschen in ihrem Verhältnis zueinander so verändert haben, daß daraus Krankheit entstehen mußte.

In dieser Weise gelangt der anthroposophische Arzt zur sogenannten »Wesensgliederdiagnose«, die für ihn die eigentliche individuellste Diagnose ist. Diese Vorgehensweise bedeutet unter anderem auch, daß sie die beiden vorausgehend beschriebenen Wege in sich zu einer Vereinigung führt und sie zugleich darüber hinaus erweitert.

Trotzdem läßt sich sagen, daß sich auch hier immer noch so etwas wie eine »konventionelle« Begegnungsweise im Verhältnis von Patient und Arzt beschreiben läßt. Dies beinhaltet: Der Patient fühlt sich durch eine Krankheit in seinem Menschsein beeinträchtigt und sucht den Arzt in der Erwartung auf, dieser möge über eine medikamentöse Behandlungsweise (Medikament ist hier im weitesten Sinne zu verstehen) nun helfen, diesen Zustand zu überwinden und ihn damit zu heilen.

Nun leben wir aber heute in der Situation, daß sich das Verhältnis zwischen Arzt und Patient gegenüber der in der Vergangenheit üblichen Begegnungsweise sehr stark geändert hat, indem von seiten des Patienten zunehmend auch Eigenaktivitäten gefordert werden. Dies zeigt sich darin, daß Fragen auftauchen, die ganz und gar aus der individuellen Situation des Patienten entstehen und von daher vom Arzt neue Formen der Antwort verlangen. Ich möchte versuchen, dies an einigen Beispielen zu beschreiben:

Beispiel a:
Es erscheint eine 54jährige Patientin in der Sprechstunde, die an einem akuten Schub einer rheumatischen Polyarthritis leidet. Es besteht nach ersten Angaben scheinbar eine familiäre Belastung in bezug auf diese Erkrankung. Ausgebrochen war sie zehn Jahre zuvor nach einer operativen Entfernung der Gebärmutter. Die Patientin hatte immer wieder Beschwerden, die sie aber nicht wesentlich beeinträchtigten, so daß sie relativ leicht mit immer wieder kleinen aufflackernden Krankheitserscheinungen umgehen konnte, was für sie hieß, die Symptome möglichst wenig beachten.

Diese Patientin ist beruflich außerordentlich erfolgreich tätig und hat sich aufgrund ihrer Fähigkeiten eine verantwortungsvolle und für sie und den Arbeitgeber sehr gute Position errungen. Sie schildert sich selbst als sehr ehrgeizig, sich selbst stark unter Druck setzend und bemerkt nun in letzter Zeit, daß sie mit Belastungen, die ihr im Berufsleben begegnen, immer weniger gut fertig werden kann. Sie nehme alles schwer, erlebe auch privat zunehmend Probleme und habe zum ersten Male in ihrem Leben Angst davor, alt zu werden. Es haben sich starke Minderwertigkeitsgefühle eingestellt, und sie kommt in letzter Zeit immer mehr zu der Erkenntnis, daß sich in ihrer Art und Weise, tätig zu sein, eine Sucht nach dem Geliebtwerden artikuliert und sie in allem, was sie tut, erwartet, gelobt zu werden. Wenn dieses nicht eintrifft, entsteht seelisch Kränkung und Enttäuschung.

Durch diesen ersten schweren akuten Schub ihrer Erkrankung ist sie arbeitsunfähig geworden, was sie nur schwer einzusehen vermag. Sie hatte allerdings an einem der letzten Arbeitstage eine beinahe schicksalhaft anmutende Begegnung mit einer Kundin, an der sie im Bereich des rechten Unterarmes eine auffällige Narbe bemerkte. Auf ihre interessierte Frage, was es damit auf sich habe, erfuhr sie, daß bei dieser Kundin einige Jahre zuvor durch einen operativen Eingriff unter der gleichen Diagnose, unter der die Patientin leidet, eine Versteifung des rechten Handgelenkes vorgenommen worden war. Dieses Erlebnis führte nun bei der Patientin zu einer panikartigen seelischen Verzweiflung. Mit dieser Verzweiflung und der Frage, was sie nun eigentlich mit ihrem Leben anfangen solle, kommt sie in die ärztliche Sprechstunde.

Beispiel b:
In die Sprechstunde kommt ein 42jähriger männlicher Patient, bei dem einige Zeit zuvor ein Dickdarmkarzinom diagnostiziert wurde. Er zeigt eine stark depressive Grundstimmung, die von einer deutlichen Vorwurfshaltung gegenüber dem »Leben« getragen ist. Er berichtet, daß er in den letzten zehn Jahren völlig gesund gelebt habe, wie er es bezeichnet, er habe alles beachtet, was man heute als krankheitsfördernd bezeichne: Er rauche nicht, er trinke keinen Alkohol, er ernähre sich nur vollwertig. Trotz all dieser Bemühungen sei nun eine Diagnose gestellt worden, die doch eigentlich nur die ungesund lebenden Menschen betreffe. Er kenne so viele Menschen, die ganz anders leben würden ohne Rücksicht auf sich selbst und die nicht eine solche Krankheit hätten. Er endet mit dem Ausdruck tiefster Verzweiflung und dem Vorwurf in bezug auf seine eigenen Bemühungen: Es sei ja alles zwecklos gewesen, er habe sich über die Maßen bemüht und dies sei nun das niederschmetternde Ergebnis.

Beispiel c:
Eine 35jährige Patientin erscheint in der Sprechstunde, weil sie von einem befreundeten Zahnarzt hierher verwiesen worden sei. Dieser habe nach der Entfernung verschiedener Zähne und der Beseitigung sämtlicher Amalganplomben eine sogenannte Ausleitungsbehandlung befürwortet. Sie kommt also, wie sie es ausdrückt, eigentlich nur auf Verweisung und wegen »Kleinigkeiten«. Diese »Kleinigkeiten« wachsen sich jedoch bereits nach dem zweiten Besuchstermin zu einer mittleren biographischen Lebenskrise aus, die sich unter anderen darin äußert, daß sie zum einen eine veränderte Schreibweise ihres Vornamens zum zweiten das Ablegen des bisherigen gemeinsamen Ehenamens und die Wiederannahme des eigenen Geburtsnamens als Entschluß in sich trägt.
Zugleich fällt es ihr schwer, diesen Beschluß in die Tat umzusetzen. Dieser Zwiespalt führt zu einer solch krisenhaften Konstella-

tion, daß sie vorübergehend ihre ganze bisher geschaffene Existenz in Frage stellt. Nachdem sie es dann aufgrund verschiedener Umstände schafft, beide Wünsche in die Tat umzusetzen, führen die daraus sich ergebenden Konfrontationen und Angriffe im engeren und weiteren familiären Umfeld dazu, daß sie in eine innere Einsamkeit gerät und sowohl im Familiären wie auch beruflich vor existentielle Fragen gestellt wird.

Beispiel d:
Ein 44jähriger Patient kommt ebenfalls zu einer »Ausleitungsbehandlung«, nachdem aufgrund einer nachgewiesenen Palladiumallergie und Amalgamüberempfindlichkeit sämtliche Kronen und Plomben im Bereich der Zähne entfernt wurden. Bereits die Entfernung dieser Plomben hat dazu geführt, daß er innerhalb eines Tages von einer seit dem 16. Lebensjahr bestehenden Migräne schlagartig befreit wird. Nachdem er mehrere eher unbedeutende körperliche Beschwerden geschildert hat, kommt er sofort darauf zu sprechen, daß er seit längerem wegen einer ausgeprägten Eheproblematik mit seiner Ehefrau in Einzelgesprächen in der Eheberatung sei.

Er stellt daraufhin die Frage, ob es denkbar wäre, daß ein Großteil ihn immer wieder betreffender Beschwerden vielleicht mit dieser Problemseite zu tun hätte, und ob es denkbar wäre und ich Möglichkeiten sehen würde, ihm in der Auseinandersetzung mit seiner biographischen Konfliktsituation zu helfen, das heiße, ob ich ihm Überwindungs- und Verwandlungsmöglichkeiten aufzeigen könne?

Mit diesen vier Beispielen habe ich versucht darzustellen, daß im Gegensatz zu einer als herkömmlich und konventionell bezeichneten Vorgehensweise es hier zu Fragestellungen kommt, die mit der Nennung einer wie auch immer gearteten medikamentösen Behandlung allein nicht zu beantworten sind. Bewußt oder unbewußt werden hier durch die Patienten Fragen danach gestellt, wie sie selbst sich Fähigkeiten erarbeiten können, die bisherige Lebensgestaltung aktiv und bewußt in die eigene Hand zu nehmen.

Daran zeigt sich deutlich, daß insbesondere an den anthroposophisch orientierten Arzt Fragen herangetragen werden, die in ihren Antwortmöglichkeiten weit über das hinausreichen, was eine mehr substantiell-medikamentöse Therapie anzubieten hätte. Die Arbeit an der eigenen Biographie ist die sich daraus unmittelbar ergebende Konsequenz! Dies beinhaltet aber auch eine deutliche Verlagerung der aktiven Gewichtung im Verhältnis zwischen Patient und Arzt. Denn die Biographiearbeit kann nur durch den betroffenen Menschen selbst geleistet werden. Der diesen Menschen beistehende Helfer muß sehr viel deutlicher zurücktreten und mehr in einer spiegelnden, klärenden, aktiv lauschenden Weise diesen Menschen begleiten. Der Blick auf die Vergangenheit will viel eher zum Verständnis führen, warum »ich« eigentlich der Mensch geworden bin, der »ich« in diesem Augenblick bin.

Aus einer verständnisbringenden und fördernden Menschenbegegnung kann so im Blick auf die Zukunft eine Aufgabenstellung erwachsen, die dem Patienten die Möglichkeit bietet, bewußt Fähigkeiten zu entwickeln, die ihn selbst immer mehr zum Führer seines Lebensschicksales werden lassen.

Vielleicht läßt sich hier am leichtesten auch sehr vorsichtig der Unterschied formulieren, der die Biographiearbeit von der Psychotherapie unterscheidet. Während letztere sich ihrem Wesen nach sehr viel stärker der persönlich geprägten Vergangenheit des Patienten zuwendet, ist der Blick der Biographiearbeit deutlich auf die Zukunft gerichtet.

Wie in der Biographiearbeit versucht werden will, dem nahezukommen, was der einzelne Mensch als ein aus der geistigen Welt mitgebrachtes Bild für sein eigenes Leben in sich trägt, so sucht die Psychotherapie die Auseinandersetzung mit den negativ empfundenen Spuren in der biographischen Vergangenheit, um diese vielleicht eines Tages verwinden zu können. Wie dabei die Federführung immer noch wesentlich beim Therapeuten liegt, so verlagert sich das Gewicht der Tätigkeit in der biographischen Arbeit ganz auf den seine Biographie prägenden Menschen.

Schon aus diesem Grunde scheint die Bezeichnung »Biographie-Arbeit« mehr als gerechtfertigt. Arbeit ist hier darin zu verstehen, daß zum einen die Erkenntnistätigkeit durch den betroffe-

nen Menschen selbst geleistet werden muß, er zum zweiten aber
auch in einem weiteren Weg der Selbsterziehung sich selbst auf
diesen Übungsweg bringen muß.

Wenn ich am Anfang davon gesprochen habe, daß der anthroposophisch orientierte Arzt idealiter versucht, zu einer Wesensgliederdiagnose zu kommen – das heißt: zur Kenntnis, wie bei
dem einzelnen Menschen die Wesensglieder in gesunder bzw. in
kränkender Weise zueinander stehen –, so zeigt sich darin erst
einmal der aktuelle Aspekt eines Krankheitsprozesses. Der Begriff Prozeß selbst beinhaltet aber ein sowohl Davor als auch ein
Danach. Da die Geisteswissenschaft aber den Menschen als ein
Wesen versteht, das seinen Entwicklungsweg durch verschiedene
Inkarnationen geht, bedeutet dies, daß auch die einzelne über-
schaubare Biographie in einem weitaus größeren und übergeord-
neten Zusammenhang gesehen werden muß.

Insofern können sich die Folgen früherer Taten in der gleichen
Weise in einer aktuellen Biographie aussprechen, wie auch die
Handlungen der aktuellen Biographie ihre Folgen in einer fernen
Zukunft zeigen können. Dies gilt um so mehr im Hinblick auf
Krankheiten, die der Mensch durchleben muß. Hier ist also der
anthroposophisch orientierte Arzt aufgerufen, sein eigenes Verständnis von Therapie über die konventionellen Grenzen hinaus zu
erweitern. Da heute gleichzeitig erlebbar wird, daß von der Seite
der Patienten gerade daraufhin Fragen gestellt werden, ergibt sich
für eine geisteswissenschaftlich orientierte ärztliche Tätigkeit fast
zwangsläufig die Notwendigkeit, nicht nur biographische Aspekte
in den Erkenntnisprozeß der Krankheit miteinzubeziehen, sondern die Biographiearbeit als einen Teil einer erweiterten ärztlichen Tätigkeit zu verstehen.

Was dies für den einzelnen Arzt bedeutet und welche Konsequenzen das für die ärztliche Praxis beinhaltet, läßt sich in dem
umschriebenen Rahmen nur andeutend erwähnen. Es sei jeder
Arzt und jeder Patient aufgefordert, sich selbst zu diesen Fragen
eigene Antworten zu erarbeiten und damit in den Austausch mit
anderen zu treten.

MICHAELE QUETZ

Die Bedeutung der Biographie
für die anthroposophische Psychotherapie

Im folgenden soll die Bedeutung der seelischen Entwicklung in
der Biographie anhand einiger Fallbeispiele aus Sicht der anthroposophischen Psychotherapie dargestellt werden. Es wird die ge-
sunde seelische Entwicklung jeweils kurz beschrieben. Ich be-
schränke mich in dieser Arbeit auf den Versuch einer
Charakterisierung der vorrangigen Betroffenheit eines der drei
Seelenglieder bei einzelnen typischen Krankheitsbildern und der
psychotherapeutischen Ansätze, die sich speziell daraus ergeben.
Die Biographie des Menschen ist ein Entwicklungsweg, eine
Zeitgestalt, die mit seiner Geburt beginnt und sich mit seinem
Tod vollendet. Sie schließt Phasen des Gesundseins und des
Krankseins ein.

In der Biographie lassen sich drei große Entwicklungsphasen
unterscheiden: die Phase der vorwiegend körperlichen Entwicklung zwischen seiner Geburt und etwa dem 20. Lebensjahr, die
Phase der vorwiegend seelischen Entwicklung zwischen dem 20.
und ungefähr dem 45. Lebensjahr und schließlich die Phase der
geistigen Entwicklung ab dem 45. Lebensjahr bis an das Lebens-
ende.

Die Zeit der körperlichen Entwicklung, in der das Ich unbewußt
im Leib an den Vorbedingungen der seelischen und geistigen Entwicklung arbeitet, ist Voraussetzung für die nachfolgende gesunde
seelische und geistige Entwicklung. Diese Entwicklung ist wiederum Voraussetzung für die sich anschließende geistige Entwicklung.

Jede dieser drei großen Entwicklungsphasen ist des weiteren
von einzelnen Entwicklungsabschnitten geprägt, die jeweils ihren
eigenen Charakter haben. Das soll hier nochmals kurz zusammengefaßt werden.

Die Entwicklungsschritte der *körperlichen Entwicklung* gliedern sich in drei Hauptphasen. Mit der Geburt wird der *physische Leib* geboren. Bis zum Zahnwechsel wirken Ätherleib, Astralleib und Ich leibgebunden. In dieser Zeit steht die Entwicklung des Nerven-Sinnes-Systems im Vordergrund. In diesen Jahren ist das Kind unbewußt ganz Sinnesorgan, alle Wahrnehmungen wirken direkt leibbildend. Entwicklungsstörungen können bereits in dieser Lebensphase veranlagt werden und sofort oder später zur Auswirkung kommen.

Mit der Schulreife, die sich körperlich im Zahnwechsel zeigt, wird der *Ätherleib* frei, die freiwerdenden Ätherkräfte stehen dem Schulkind damit als Denk-, Vorstellungs- und Erinnerungskräfte zur Verfügung. Bis zur Geschlechtsreife wirken Astralleib und Ich noch leibgebunden. Die Entwicklung des Herz-Lungen-Systems steht in dieser Zeit im Vordergrund. Förderlich dafür ist eine rhythmische, künstlerische Erziehung. Eine falsche Erziehung, z.b. eine einseitig intellektuelle, kann das Herz-Lungen-System für das weitere Leben schwächen.

Mit der Geschlechtsreife, die sich körperlich in der Ausbildung der sekundären Geschlechtsmerkmale zeigt, wird der *Astralleib*, der *Empfindungsleib* geboren. Die dadurch freiwerdenden seelischen Kräfte stehen dem Jugendlichen nun als eine neue Empfindungskraft zur Verfügung. Der Jugendliche muß sich völlig neu orientieren und behaupten lernen. Er wird urteilsfähig und erdenreif. Bis zur Ich-Geburt um das 20. Lebensjahr wirkt das Ich noch leibgebunden. In dieser Zeit steht die Reifung des Stoffwechsel-Gliedmaßen-Systems im Vordergrund. Die körperliche Entwicklungsphase findet mit Schließen der Epiphysenfugen um das 18.–20. Lebensjahr ihren Abschluß. Die Zeit zwischen Pubertät und Ich-Geburt um das 20. Jahr stellt eine sensible Entwicklungsphase dar.

Verschiedene Entwicklungsstörungen können hier in Erscheinung treten, z.B. die Pubertätskrise, die jugendliche Schizophrenie, die Pubertätsmagersucht, die Drogenabhängigkeit, die Bulimie.

Mit der *Ich-Geburt*, die sich körperlich durch das Ende des

Knochenwachstums zeigt, wird der Mensch reif, mündig und fähig, Verantwortung zu tragen.

Zwischen dem 20. und 45. Lebensjahr findet, nach Abschluß der leiblichen Entwicklung, die eigentliche seelische Entwicklung statt. Auf diese *seelische Entwicklung*, die möglichen Störungen und deren Bedeutung für die anthroposophische Psychotherapie wird im folgendem näher eingegangen. Die gesunde körperliche Entwicklung ist, wie schon gesagt, notwendige Voraussetzung für eine gesunde seelische Entwicklung. Das Ich muß geboren sein, d.h. leibfrei tätig sein können, damit die eigentliche seelische Entwicklung stattfinden kann. Denn die seelische Entwicklung hat zur Voraussetzung, daß das Ich die Wesensglieder zunächst unbewußt und dann bewußt umarbeitet und es damit zur Ausbildung der drei Seelenglieder kommen kann. Auf seelische Entwicklungsstörungen, die ihre Wurzeln in einer Entwicklungsstörung des körperlichen Entwicklungsabschnittes haben, wird hier nicht eingegangen, wobei wir ja Grund zu der Annahme haben, daß bei allen Entwicklungsstörungen auch die Entwicklung der leiblichen Grundlage in den ersten drei Jahrsiebten involviert ist.

Die Jahre zwischen 20 und 30 werden oft als die Lehr- und Wanderjahre bezeichnet. Es ist die Zeit, in der der junge Erwachsene das Elternhaus verläßt, eine Berufsausbildung beginnt, sich an und in der Welt erprobt. Diese Phase steht unter dem Zeichen der Selbstverwirklichung. Was macht mir Spaß? Was macht mir keinen Spaß? Habe ich Lust, etwas zu tun, oder nicht? Gefällt mir etwas oder nicht? Liebe ich etwas oder hasse ich es? In dieser Zeit geht es darum, wie ich die Dinge und die Menschen empfinde und erlebe, alles andere gilt nicht. Wichtig ist, daß der Mensch sich in dieser Lebensphase Vertrauen in seine Empfindungen erwirbt. Und das kann er nur, indem er sich in seinem Erleben und Empfinden ausprobiert.

In dieser Entwicklungsphase arbeitet das Ich des Menschen unbewußt am Astralleib und bildet die *Empfindungsseele* als erstes Seelenglied aus.

Wenn nun die Fähigkeiten dieses Lebensabschnittes, nämlich das Erleben der eigenen Empfindungen und das Vertrauen in sie und die sich daraus ergebenden Handlungen selber zur Frage werden und von Ängsten, Zweifeln und Befürchtungen behindert werden, ist die Empfindungsseele in ihrer Entwicklung gestört.

Eine 32jährige Patientin war verzweifelt, weil es ihr nicht mehr möglich war, ihre Wohnung zu verlassen, sie befürchtete, daß ihr etwas Schlimmes passieren würde. Allein die Vorstellung, das Haus zu verlassen, löste schon panische Angst aus, es wurde ihr schwindelig, sie bekam ein Gefühl von Atemnot und Erstickungsangst, das Herz raste, sie begann zu schwitzen. Sie war diesen Vorstellungen und der Angst mit den begleitenden Symptomen völlig ausgeliefert. Die Patientin berichtete zu ihrer Lebenssituation, daß sie inmitten einer erfolgversprechenden Schauspielerausbildung ungewollt schwanger geworden war. Eine Schwangerschaftsunterbrechung, die ihr Freund befürwortete, war für sie undenkbar. Der Freund verließ sie, sie übernahm die Versorgung des Kindes allein. Nach der Geburt des Kindes ging sie in dem ihr möglichen Rahmen weiter ins Theater, bis die oben geschilderte Symptomatik auftrat und sie das Haus nicht mehr verlassen konnte.

Die Symptomatik weist auf eine Agoraphobie (Platzangst) mit Panikattacken hin. Die Agoraphobie gehört zu den Phobien und hat unter diesen den größten Krankheitswert. Es gibt noch weitere Arten von Phobien: Klaustrophobien (Angst vor geschlossenen Räumen, z.B. Fahrstühlen), Höhenphobien (Angst vor der Höhe), Tierphobien (z.b. Angst vor Spinnen) und Phobien vor lebensbedrohlichen Erkrankungen (z. B. Karzino-phobien, d.h. Angst vor Krebserkrankungen). Typisch für diese Erkrankungen ist, daß die Patienten das Unsinnige und Krankhafte ihres Verhaltens erkennen, aber diese Erkenntnis allein nicht hilft, um die Ängste zu überwinden.

Unsere Patientin wußte genau, daß ihr beim Verlassen des Hauses nichts passieren würde, und dennoch genügte zuletzt schon die Vorstellung, hinauszugehen, um die phobische Reaktion auszulösen. Die Phobien sind davon geprägt, daß die erkrankten Menschen ihren eigenen Empfindungen nicht mehr trauen können. Unsere Patientin wollte aus dem Hause gehen, wollte Theater spielen, dennoch sprachen ihre Empfindungen ganz anders:

Sie war ängstlich, verzweifelt, bekam Schwindel, Atemnot, Herzklopfen. Sie vertraute sich und ihrem Körper nicht mehr. Was kann getan werden?

Psychotherapeutisch kam es darauf an, die biographische Entwicklungssituation, die Lebensziele und Lebenserwartungen vor und nach Auftreten der Erkrankung, die verdrängten Wünsche und Sehnsüchte wahrzunehmen. Die Patientin war in ihren Empfindungen tief enttäuscht worden. Sie hatte sich verliebt, sie freute sich auf das ungeplante Kind, sie wurde vom Freund mit dem Kind alleingelassen, ihre Zukunftspläne als Schauspielerin wurden dadurch in Frage gestellt. In dieser speziellen Situation, in der ihre Empfindungen erheblich verletzt worden waren, kam es zunächst darauf an, daß die Patientin ihre Krankheitssymptomatik in bezug auf ihre aktuelle Lebenssituation zu verstehen lernte, d.h., daß sie erkannte, daß ihr Erleben und Vertrauen in ihre eigenen Empfindungen durch ihre Erfahrungen tief verletzt waren. Durch das Verstehen der Situation klangen schon Qualitäten der nächsten seelischen Entwicklungsphase, nämlich die des Verstehens, des Erkennens, verbunden mit Abstand und Übersicht an. Die Patientin überwand ihre Krankheit, indem sie sich intensiv mit den Fragen der nächsten seelischen Entwicklungsphase beschäftigte und diese Qualitäten entwickelte. Dabei handelt es sich darum, in diesem biographischen Entwicklungsabschnitt wohl mit Empfindungen, aber nicht mehr nur aus Empfindungen zu leben und zu handeln. Verständnis, Einsicht und Urteilsfähigkeit können auch über ein starkes Gefühlsleben hinaus und gerade aus dem zwingenden Bereich angstvoller, phobischer Empfindungen wieder zu einer neugewonnenen inneren Freiheit führen. Einsicht und Verstehenkönnen fördern sowohl das Vertrauen in die Welt als auch in die eigenen Möglichkeiten des Tuns und Lassens. Was in der Psychotherapie einen stark an Erkenntnis orientierten Charakter hat, gewinnt in den Kunsttherapien, der Heileurythmie und der Bothmer-Gymnastik den dazu unverzichtbaren notwendigen Übungscharakter, verbunden und bestärkt durch positive, wieder Vertrauen schaffende leibliche und seelische Empfindungen und Gefühle.

Die Patientin entschloß sich aus verschiedenen Gründen – nicht mehr nur Empfindungen – die Schauspielerausbildung fortzusetzen. Für ihr Kind suchte sie eine geeignete Familie, in der es während ihrer Abwesenheit gut versorgt war. Nach diesen wohl bedachten Entschlüssen ging es ihr rasch besser. Sie verließ die Klinik vorzeitig, da sie ein für sie attraktives Filmangebot bekommen hatte. Sie traute sich das Schauspielen wieder zu.

Neben der Phobie als eine überwiegend seelische Erkrankung soll die Krebserkrankung als eine schwere körperliche Erkrankung besprochen werden als weiteres Beispiel für eine Entwicklungsstörung der Empfindungsseele. Viele seelische (z.b. neurotische) und körperliche Krankheiten sind als eine Störung der Entwicklung der Fähigkeiten der Empfindungsseele zu verstehen und demgemäß zu behandeln.

Eine 54jährige Patientin berichtete, daß bei einer Krebsvorsorgeuntersuchung ein Knoten in ihrer rechten Brust getastet wurde, den sie selbst nicht festgestellt hatte. Eine daraufhin durchgeführte Mammographie ergab den Verdacht eines malignen Tumores, weshalb sie zur Probegewebsentnahme geschickt wurde. Hierbei bestätigte sich der Verdacht auf ein Mammacarzinom, das operiert werden mußte. Sie sagte: »Es ist schlimm, daß ich Krebs habe, aber so konnte es nicht weitergehen, es mußte etwas passieren, es hätte aber ja nicht gleich Krebs sein müssen.« Sie berichtete von sich, daß sie seit vielen Jahren in einem Architekturbüro arbeitete, das eine gute Auftragslage hatte. Ihr Chef erwartete von ihr, daß sie so lange arbeitete, wie es die Arbeit erforderte. Das führte im Laufe der Jahre zu ungezählten Überstunden. Auch, wenn es ihr ganz und gar nicht paßte, wenn sie etwa andere Verabredungen hatte, getraute sie sich nicht, die Aufträge unerledigt zu lassen und auf der ihr zustehenden Freizeit zu bestehen. Ihr Mann und ihre drei Kinder forderten sie, auch ihre kranke Mutter erwartete von ihr regelmäßige Besuche, aber sie konnte all diese Forderungen nicht erfüllen. Allen wollte sie es recht machen. Sie war den Anforderungen und Erwartungen auf Dauer nicht gewachsen. Ihre eigenen Belange hatte sie seit langem zurückgestellt. Kam es dennoch zu Streitereien oder Konflikten, lenkte sie ein, nahm alle Schuld auf sich.

Es stellte sich in den letzten Jahren deutlich heraus, daß Menschen, die ihre eigenen Empfindungen verdrängen, ein erhöhtes seelisches Krebsrisiko in sich tragen. Unter anderem findet sich als krebstypisches Verhaltensmuster eine Unfähigkeit, Gefühle und Bedürfnisse zu äußern sowie ein ausgeprägtes Harmoniebedürfnis, welches dazu führen kann, daß die eigenen Bedürfnisse völlig zurückgestellt oder gar nicht wahrgenommen werden und die Menschen dadurch in permanenten, meist unbewußten seelischen Druck geraten. Die oben genannte Patientin nahm wahr, daß es so nicht weitergehen konnte. Oft in ihrem Leben war sie in Situationen geraten, in denen sie anders empfand, als sie handelte, und sich nicht getraute, zu ihren Empfindungen zu stehen. Psychotherapeutisch bestand die Aufgabe darin, auf die Entstehung und Entwicklung ihrer Krebserkrankung einzugehen und sowohl ihre Biographie wie ihre Krankheitsgeschichte daraufhin durchzuarbeiten, insbesondere im Zusammenhang mit ihren Taten und ihrem Verhalten, mit ihren Empfindungen und Gefühlen und nicht zuletzt mit dem, was sie nicht getan hatte: den Unterlassungen, Unterdrückungen und Verdrängungen stiller eigener seelischer Wünsche, Gefühle und Bedürfnisse. Aus dieser Erkenntnisarbeit ergab sich für die Patientin, daß sie bewußt bemerkte, wie oft sie im Leben ihre eigenen Empfindungen zurückgenommen, verdrängt hatte und statt dessen das tat, von dem sie glaubte, daß die anderen es von ihr erwarteten.

Für die Patientin hatte die Erkenntnisarbeit zur Folge, daß sie sich vornahm, genau auf ihre Gefühle zu achten und diese auch zum Ausdruck zu bringen. Sie machte als therapeutische Übung einmal täglich eine sogenannte Erlebnisrückschau, um das Erleben und Äußern ihrer Gefühle zu üben. Sie ließ den Tag an sich vorbeiziehen und fragte sich: Was habe ich erlebt, wie habe ich mich gefühlt, habe ich mich meinen Empfindungen entsprechend geäußert und verhalten oder nicht? Da, wo sie die Empfindungen nicht angemessen geäußert hatte, überlegte sie andere Äußerungen. Diese stellte sie sich bildhaft vor, mit dem Vorsatz, dadurch zu lernen und bei der nächsten Gelegenheit angemessen reagieren zu können. Diese Übung half ihr, ihren Vorsatz, ihre Erlebnisse und Gefühle nicht zu verdrängen und in den Körper zu verschieben, sondern sie zu äußern und seelisch zu verwirklichen. Sie begann, sich gefühlsmäßig selbst zu verwirklichen, wurde »Herr im eigenen Haus«, wollte gerne die Krebserkrankung loswerden, aber nicht die Erlebnisse und Erkenntnisse vermissen, die sie durch die Krankheit dazugewonnen hatte. Psychotherapeutisch war versucht worden, die Entwicklung der Qualitäten der Empfindungsseele, nämlich das Wahrnehmen, Erleben und Äußern der eigenen Empfindungen und Gefühle anzuregen, mit dem Ziel, daß diese nicht mehr in den Körper verschoben werden müssen, sondern im Seelischen erlebt und ausgedrückt werden können. Zusätzlich kamen auch Medikamente, Heileurythmie und eine künstlerische Therapie, hier die Maltherapie, zum Einsatz.

Mit ungefähr 28 Jahren sind, wenn die seelische Entwicklung altersgemäß verläuft, die Qualitäten der Empfindungsseele ausgebildet. Die Berufsausbildung ist abgeschlossen, die ersten Erfahrungen im Berufsleben sind erfolgt. Eine gewisse Sicherheit in den Arbeitsbedingungen hat sich eingestellt, der Mensch in dieser Lebensphase sucht allmählich den Ort, an dem er sich beruflich niederlassen kann, die Lehr- und Wanderjahre werden in der Regel beendet. In dieser Lebensphase ist der Lebenspartner meist gefunden, Familien werden gegründet, es wird Verantwortung für eine Familie und für Kindererziehung übernommen. Es kommt zu einem radikalen Wandel des Seelenlebens, wobei gewissermaßen eine seelische Beruhigung nach der stürmischen Zeit davor einsetzt. Jetzt zählt nicht mehr, was empfunden wird, sondern im Vordergrund steht nun, was verstanden und durchschaut wird. Wesentlich werden die Sinnfragen: Wie verstehe ich die Welt, welche Gesetze erkenne ich, was ist richtig, was ist falsch? Durch diese neuen seelischen Prioritäten verwandelt sich das Leben stark. Es kommt in diesem Lebensabschnitt häufig zu Krisen, weil es dem Menschen, der jetzt alle Dinge nach dem Sinn befragt, schwerfällt oder gar unmöglich erscheint, zu seinen Entscheidungen, die er aus der Empfindung heraus gefällt hat, zu stehen. In dieser Übergangszeit kommt es z.B. häufig zu Ehescheidungen, wenn die Ehen in sehr jungen Jahren ganz aus dem seelischen Empfinden heraus geschlossen wurden und dann nicht sinnerfüllt werden können, wenn das starke Erleben der Empfindungen abgeklungen ist.

In dieser Entwicklungsphase arbeitet das Ich unbewußt am Ätherleib, an den Lebens- und Bildekräften, die sich ja zu Denk-, Vorstellungs- und Erinnerungskräften metamorphosiert haben, und bildet die *Verstandes– oder Gemütsseele* als zweites Seelenglied aus.

Werden nun die Lebensfragen und Fähigkeiten dieser Entwicklungsphase durch Unsicherheit zum Problem, dann entstehen in der Seele zweifelnde Fragen: Verstehe ich überhaupt etwas, kann ich überhaupt etwas, habe ich überhaupt etwas richtig gemacht, kann ich unterscheiden, was richtig und was falsch ist? Es kann dann zu Problemen des Selbstgefühles und des Selbstwerterlebens, zu Insuffizienzgefühlen, zu Verlassenheitsängsten, Sinnfragen, Schuldgefühlen und Beziehungskrisen kommen. Sie können sich in den verschiedenen Formen der depressiven Erkrankungen äußern.

Ein 40jähriger Patient kam in die Sprechstunde. Er gab an, daß er in den letzten Wochen nicht mehr schlafen konnte, stark an Gewicht abgenommen hatte, keine Freude an seiner Arbeit mehr hatte, überhaupt lust- und interesselos war. »Alles erscheint mir so sinnlos, am liebsten würde ich nicht mehr leben. Beim Autofahren drängt sich mir immer wieder der Gedanke auf, am besten, ich fahre an den nächsten Baum, dann ist alles vorbei.« Als erfolgreicher Unternehmer hatte er in den letzten Jahren Tag und Nacht ohne Wochenenden und Ferien an einem Großprojekt gearbeitet. Kurz vor Beendigung des Baus meldete der Auftraggeber Konkurs an. Für ihn bedeutete dies einen großen Verdienstausfall. Seitdem war er, obwohl ihn dieser Verdienstausfall wirtschaftlich nicht ruinierte, unzufrieden, seine Arbeit gab ihm keine Erfüllung mehr, sie kam ihm sinnlos vor. Die Arbeit fiel ihm zunehmend schwer, Dinge, die er früher nebenbei erledigt hatte, wurden zu fast unüberwindbaren Hemmnissen. Er hatte den inneren Kontakt zu seiner Familie, die ihm früher wichtig war und mit der er viel Schönes erlebt hatte, verloren. Außer seiner Arbeit gab es seit langem nichts anderes mehr in seinem Leben. Früher waren ihm Musik und Literatur wichtig gewesen, seit Jahren hatte er sich dazu keine Zeit mehr genommen.

Diese geschilderte Symptomatik, nämlich das Erleben von Freud-, Lust-, Schlaf-, Appetit- und Sinnlosigkeit bis hin zu den sich aufdrängenden Selbstmordgedanken weist auf eine depressive Sinnkrise hin. Die Qualitäten und Fähigkeiten der Verstandesseele, insbesondere das Verstehen und die Sinnhaftigkeit, waren versiegt, ehe sie richtig entwickelt werden konnten. Psychotherapeutisch galt es, den Patienten anzuregen, die Qualitäten der Verstandesseele auszubilden. Der Patient ging auf die Suche nach dem Sinn, nach der Wahrheit in seinem Leben. Er erkannte für sich, daß er sich in den letzten Jahren fast ausschließlich um seine beruflichen Interessen gekümmert, alles andere vernachlässigt hatte. Als berufliche Kriterien galten ihm Geld und Erfolg. Als sich bei seinem letzten Auftrag weder das eine noch das andere einfand, geriet er in die für ihn ausweglose innere Situation. Er stellte fest, daß neben seinem, obgleich äußerlich erfolgreichen Berufsleben noch anderes im Leben Bedeutung hat und gepflegt werden muß, z.B. die Beziehungen als Ehemann, Vater, Freund usw. Außerdem begann er seine früheren Hobbys bzw. Interessen wieder aufzunehmen und zu pflegen. Er lernte, wieder auf beiden Beinen im Leben zu stehen: dem Berufsleben und dem Privatleben, was er vorher zu lange extrem einseitig gelebt hatte.

Eine andere Form der Entwicklungskrise kann entstehen, wenn die Qualitäten einer seelischen Entwicklungsstufe, z.B. die der Verstandesseele, im Laufe der biographischen Entwicklung früher zur Entfaltung und Wirkung kommen und die Qualitäten des vorhergehenden Seelengliedes noch nicht entwickelt sind und in der Folge auch nicht von selbst in der richtigen Weise zur Entfaltung kommen können.

Ein 36jähriger Patient kam zu uns zur stationären Behandlung, nachdem er bereits mehrere Krankenhausaufenthalte hinter sich hatte. Sein Beschwerdebild war vielfältig. Es reichte von Kopf-, Zahn-, Rückenschmerzen über diffusen Schwindel, Angst,

Konzentrations- und Gedächtnisstörungen, leichte Reizbarkeit, ausgeprägte Geräuschempfindlichkeit, Erschöpfung, Schlafstörungen bis hin zu Bauchschmerzen und Verdauungsproblemen. In seinem Wesen wirkte er nervös, angespannt, überempfindlich auf Sinnesreize, erschöpft, ängstlich. Er fühlte sich durch seine Beschwerden eingeengt. Zur Vorgeschichte erzählte er, daß er eine lieblose Kinder- und Jugendzeit erlebt hatte. Seine Eltern hatten beide gearbeitet, ihn häufig allein gelassen, sich wenig für ihn interessiert. Er mußte schon als kleiner Junge viel im Haushalt helfen und beobachtete die Eltern genau, um ihnen alles recht zu machen. In der Schule erbrachte er gute Leistungen, was von den Eltern nicht beachtet wurde. Dort blieb er immer ein Einsiedler, »obwohl ich mir Freunde wünschte und viel machte, um den anderen zu gefallen«. Im Alter von zwölf Jahren bekam er einen Bruder und erlebte, daß sich die Eltern sehr dieses Kindes annahmen und es »alle Liebe bekam, nach der ich mich sehnte«. Er hielt es zu Hause nicht mehr aus und verließ das Elternhaus mit 16 Jahren. Er lebte allein und machte sein Abitur. Oft fühlte er sich einsam und verlassen, er zeigte das aber niemandem, am wenigsten seinen Eltern. Nach dem Abitur beschloß er, in einen sozialen Beruf zu gehen und nahm ein entsprechendes Studium auf. Obwohl ihm dieses wider Erwarten überhaupt keinen Spaß machte, war es ihm aber unmöglich, dies zuzugeben, denn er wollte seinen Eltern, die für dieses Studienfach sowieso kein Verständnis gezeigt hatten, beweisen, daß er das Richtige gewählt hatte.

Gegen Ende des Studiums traten erstmals die oben genannten Beschwerden auf. Er verbrachte mehrere Monate in einer Klinik, woraufhin es ihm besser ging und er sein Studium beenden konnte. Er nahm eine Arbeitsstelle an, die ihm später wegen häufiger Fehlzeiten jedoch gekündigt wurde, und fand anschließend keine neue Arbeitsstelle mehr. Immer mehr fühlte er sich von seiner Krankheit und den Umständen beherrscht. Er fühlte sich wertlos, war häufig depressiver Stimmung, und manchmal kam der Gedanke, daß es das Beste wäre, nicht mehr leben zu müssen. In einer solchen Stimmung hatte er kurz vor der stationären Aufnahme einen Suizidversuch gemacht.

Die geschilderte Symptomatik mit den verschiedenen körperlichen und seelischen Beschwerden weist auf eine andere Form der Depression, auf eine neurasthenische Erschöpfungsdepression, hin. Bei diesen Depressionen zeigt sich häufig eine besonders starke und zu früh ausgeprägte Intellektualität und Vernunft unter mangelnder Ausbildung der Empfindungsseele. Oft fehlt ein gesundes Empfindungsleben in der Vorgeschichte. Es zählt zu früh und vor allem anderen, was sinnvoll, was richtig, was vernünftig ist, und nicht, was Spaß macht, was gefällt, was gut tut. Bei dem oben genannten Patienten dominierte die Verstandesseele in jungem Alter. Er übernahm als Kind bereits Pflichten, beobachtete früh Eltern und Mitschüler und wog ab, wie er sich verhalten sollte. Mit 16 Jahren lebte er bereits als Schüler in Selbständigkeit. Als sein frei gewähltes Studium ihm keinen Spaß mehr machte, entschied er aus Vernunft gegen sein Empfinden und studierte das ungeliebte Fach weiter. Am Ende des Studiums, in seinem 28. Lebensjahr, wurde er krank. In diesem Alter, in dem die Verstandesseele überhaupt erst zur Entwicklung hätte kommen sollen, waren ihre Kräfte bei ihm schon längst, zur falschen Zeit, zur kränkenden Wirkung gekommen. Psychotherapeutisch ergab sich unter Einbeziehung der speziellen biographischen Entwicklungs- und Krankheitssituation der Ansatz, die Ausbildung der Empfindungsseele in den Mittelpunkt der Bemühungen zu stellen. Es wurde nach Wünschen, Sehnsüchten, Hoffnungen geforscht, und es wurde das Äußern und Darstellen der Gefühle geübt. Dies hatte bei dem Patienten zur Folge, daß er seinen akademischen Beruf zunächst nicht wieder aufnahm, sondern eine praktische Tätigkeit ergriff. Er arbeitete in einer Heimeinrichtung, in der seine Aufgabe darin bestand, sich um Kinder zu kümmern. Voraussetzung für seine Tätigkeit war, daß er dort wohnte. Er lernte viele interessante Menschen kennen, seine Aufgabe machte ihm Freude und gab ihm innere Befriedigung. Nach einem halben Jahr waren die meisten seiner Beschwerden abgeklungen.

Während der stationären Behandlung kamen zusätzlich eine anthroposophisch medikamentöse Therapie und die künstlerischen

Therapien Malen und Musik sowie Heileurythmie zur Anwendung. Werden die Qualitäten der Empfindungs- und der Verstandesseele bei gesundem Verlauf noch wie von selbst entwickelt, so können die seelischen Fähigkeiten der nächsten Entwicklungsstufe nur durch aktive Selbsterziehung erworben werden. Es zählt nun in dieser nächsten Phase ab der Lebensmitte nicht mehr nur das Entweder-Oder als Entscheidung der Verstandesseele, es darf also nicht mehr nur empfunden oder nur verstanden werden, sondern wesentlich muß das Sowohl-als-Auch werden, d.h. es muß verstanden und empfunden werden. Die Fragen dieses Lebensabschnittes lauten: Was ist wesentlich, wo in der Welt werde ich mit meinen Fähigkeiten gebraucht, wo kann ich mich sinnvoll einsetzen, mit welchen Zielen oder mit welchen Menschen will ich mich verbinden, mit denen es eine Wesensbeziehung gibt? Die Selbsterziehung hat die Pflege und Entwicklung der Empfindungs- und der Verstandesseele zur Voraussetzung und muß beispielsweise alte Eigenarten in neue Qualitäten, ja Fähigkeiten verwandeln, z.b. Empfindlichkeit in Feinfühligkeit, persönlichen Ehrgeiz in geistiges Streben, Stolz und Überheblichkeit in Bescheidenheit, Unbeherrschtheit in Besonnenheit usw. Die Tugend dieser Seelenstufe ist die Geistesgegenwart. Gelingt die Ausbildung der Fähigkeiten dieses Seelengliedes, so resultieren daraus unter anderem soziale Urteilskraft und Gestaltungskraft.

In diesem Lebensabschnitt kommt es zur Entwicklung der *Bewußtseinsseele*, indem das Ich die Kräfte des physischen Leibes in Bewußtseinskräfte umwandelt. Jetzt kann und soll der Mensch die Qualitäten der Empfindungs- und Verstandesseele entwickelt haben und in sich zu einer Steigerung vereinen. Empfindungen, Verstand, Gefühle und Einsicht, Bedürfnisse und Urteilsfähigkeit, Selbstverwirklichung und Selbstkritik können zu Selbstbewußtsein, Selbsterkenntnis, Selbsterziehung und Selbstgestaltung führen. So kann der Mensch seine Selbstverwirklichung erreichen: nicht von Affekten und Stimmungen bestimmt, sondern im Bewußtsein seiner Gefühlswelt selbsterkennend urteilen und handeln; nicht von Verstand und Intellekt unterjocht, sondern gefühlvoll wissend aus deutlichem Selbsterleben und Selbsterkennen selbstbewußt urteilen und sich entscheiden, was ihm im Hier und Jetzt, Vergangenes kennend und Kommendes wollend, angemessen und möglich ist. Er kann das Rechte tun, aber auch zu Schwächen und Fehlern stehen, ganz wie er es aus seinem Wesen will und aus der Situation kann.

Werden an diesen Fähigkeiten und Qualitäten Zweifel erlebt, so lauten die Fragen: Welches ist mein Weg, habe ich überhaupt einen Weg, wo gehöre ich hin, gehöre ich überhaupt irgendwo hin, habe ich eine Aufgabe, wo liegt der Sinn für mein Leben, ist etwas für mich wesentlich? Die hier entstehenden Entwicklungsstörungen können sich in verschiedenen Krankheiten äußern, von schweren körperlichen Erkrankungen, wie z.b. den in diesem Lebensalter typisch auftretenden Herz-Kreislauferkrankungen bis hin zu psychiatrischen Erkrankungen wie z. B. in Depressionen.

Eine 52jährige Patientin wurde in bewußtlosen Zustand mit einer Tablettenvergiftung notfallmäßig in unsere Klinik gebracht. Sie hatte hohe Dosen eines Antidepressivums in suizidaler Absicht eingenommen. Mehrere Tage mußte sie auf der Intensivstation beatmet und intensiv medizinisch versorgt werden. Nachdem sie wieder zu sich kam, war sie tief verzweifelt, daß der Suizidversuch nicht gelungen war. Sie sah alles düster, zukunfts- und hoffnungslos. Sie sah keinen Sinn mehr im Leben. Besonders schlecht ging es ihr morgens, abends ging es etwas besser. Sie berichtete, daß diese düstere Stimmung von heute auf morgen ohne jeden äußeren Anlaß über sie gekommen war. Sie hatte plötzlich nicht mehr schlafen, sich nicht mehr konzentrieren, sich nichts mehr merken können. Ihr Beruf war ihr von heute auf morgen zu viel geworden, es seien ihr auch viele Fehler unterlaufen, sie sei dem Ganzen nicht mehr gewachsen gewesen. Sie hatte keinen Appetit mehr gehabt und mehrere Kilogramm an Gewicht abgenommen. Sie stand langjährig gerne und erfolgreich in ihrem Beruf und wurde auch geschätzt. Mit ihrer Familie pflegte sie eine lebendige und liebevolle Beziehung. Ihre verschiedenen Hobbys hatte sie regelmäßig und mit Freude gepflegt. Bis sie eines Tages diese schwere Depression »wie aus heiterem Himmel« überfiel und sie zu einem Suizidversuch trieb.

Die geschilderte Symptomatik läßt eine depressive Erkrankung erkennen. Bei der oben genannten Patientin waren die Fähigkeiten der Empfindungs- und Verstandesseele normal ausgebildet. Sie hatte sich in ihren zwanziger Jahren selbst verwirklicht und ganz ihre Bedürfnisse ausgelebt. Vor der Erkrankung war sie beruflich zufrieden und erfolgreich und sah Sinn in ihren Aufgaben. Zu ihrem Ehemann und ihren Kindern bestand ein gutes Verhältnis. Auch für ihre persönlichen Belange hatte ihr die Zeit immer gereicht. Ihre biographische Situation wies darauf hin, daß die beiden ersten Seelenglieder gut ausgebildet, deren Kräfte jedoch versiegt und die Fähigkeiten der nächsten Entwicklungsstufe noch nicht bereit waren. Psychotherapeutisch lag die Aufgabe darin, die Entwicklung der Bewußtseinsseele anzuregen. Der Frage nach umfassender Selbst- und Welterkenntnis wurde nachgegangen. Die Patientin beschäftigte speziell die Frage, wie sie augenblicklich und in der Zukunft zu dem für sie Wesentlichen gelangen könnte. Sie erkannte, daß sie »zweckfreie Dinge« tun müßte. Die ihr angebotene leitende Funktion in ihrem Arbeitsbereich hatte sie zunächst abgelehnt, weil sie ihren »gewohnten, bewährten, alten Trott« nicht aufgeben wollte. Ihre Bemühung, aus Verstand und Gefühl heraus zu handeln, führte jedoch zur Entscheidung, sich für die neue Aufgabe zur Verfügung zu stellen.

Die Krankheiten müssen nicht sofort nach Entstehung in Erscheinung treten, sondern sie können sich erst Jahre später zeigen. So kann sich z.B. eine phobische Erkrankung, die typischerweise zwischen dem 20. und 30. Lebensjahr auftritt, auch erst zwischen dem 40. und 50. Lebensjahr zeigen.

Während die körperliche Entwicklung nach biologischen Gesetzmäßigkeiten verläuft und sich genau in Jahren beschreiben läßt, kann die seelische Entwicklung, weil sie sich weitgehend unabhängig von biologischen Gesetzmäßigkeiten vollzieht, nur noch annähernd mit bestimmten Lebensaltern angegeben werden. Die Entwicklung der Bewußtseinsseele und besonders die geistige Entwicklung sind nicht mehr eng an ein bestimmtes Lebensalter gebunden.

Die geistige Entwicklung, die im letzten Lebensdrittel folgen kann, setzt eine gesunde seelische Entwicklung voraus. Wie schon die Entwicklung der Bewußtseinsseele nur durch Selbsterziehung erfolgen kann, trifft dies für die geistige Entwicklung in noch stärkerem Umfang zu. Es können jetzt die drei Seelenglieder durch bewußt geführte Arbeit des Ich umgewandelt werden. Den dazu nötigen Schulungsweg beschreibt Rudolf Steiner in verschiedenen Werken.

Beeinträchtigungen im Rahmen der seelisch-geistigen Entwicklung im Laufe des letzten Lebensdrittels können wir in den großen alterspsychiatrischen Krankheitsbildern (Altersdepression, Alterswahn, Altersverwirrtheit) erkennen.

Die in dieser Arbeit beschriebenen Krisen und Krankheiten hängen in ihrer Entstehung eng mit der seelischen Entwicklung zusammen. Zu einer Entwicklungsstörung der Seele kann es kommen:

a) infolge Schwäche oder Entwicklungsstörung des entsprechenden Leibes, z.b. durch Erziehung, Schule oder traumatische Ereignisse,

b) infolge Störung in der Seelenentwicklung durch Lebensereignisse, deren Bewältigung nicht (anders) gelingt, z.b. mangels Erfahrung, mangels Hilfen, infolge entsprechend unangemessener Erwartungen und eigenem Fehlverhalten,

c) infolge konstitutioneller Veranlagung (Schwäche, Stärke, Betonung besonderer Fähigkeiten bzw. Begabungen eines Leibes oder des entsprechenden Seelengliedes).

In der Psychotherapie kommt es nach der entsprechenden Diagnose darauf an, dem Patienten die Möglichkeit und Einsicht entweder

a) zur Nachentwicklung eines Leibesgliedes oder
b) zur Nachreifung des Seelengliedes oder
c) zum konstitutionellen Ausgleich und/oder zur angemessenen seelisch-geistigen Weiterentwicklung zu geben: ihn dazu anzuregen, zu fördern, eventuell zu begleiten, und ihn, wenn nötig, auf

diesem Entwicklungsweg, den der Patient selbst für sich gewählt hat und gehen will, zu unterstützen und stärken.

Es können auch Elemente des Selbsterziehungs-Schulungsweges im Rahmen psychotherapeutischer Übungen zur Anwendung kommen, wenn sie wohldosiert und angemessen indiziert und ärztlich-psychiatrisch begleitet sind. Denn in der falschen und unangemessenen Anwendung geistiger Übungen liegen auch Gefahren für die seelische Gesundheit. Deshalb sollten entsprechende Empfehlungen nur aus dem Munde eines Erfahrenen gegeben und angenommen werden.

Aus dem gezeigten Verständnis der hier dargestellten Krankheiten, die als Folge einer Entwicklungsstörung während der seelischen Entwicklungsphase im mittleren Leben zu verstehen sind, ergibt sich, daß die Aufgabe der anthroposophischen Psychotherapie hierbei darin zu sehen ist, seelische und geistige Entwicklungen anzuregen. So müssen entweder die Qualitäten einer nächsten Entwicklungsstufe angestoßen oder die einer übersprungenen, nicht ausgebildeten nachgeholt oder die Fähigkeiten einer bestehenden Entwicklungsphase wieder angeregt werden. In diesem Sinne können Krankheiten zur Stimulation der Selbstentfaltung der Persönlichkeit des Menschen werden und einen Sinn bekommen.

MARKUS TREICHLER

Biographie und Krankheit
eine fruchtbare Beziehung

»Mein war das Leben, das ich meine, nie.
Ich trage seine sanfte Melodie
vorsichtig in den übervollen Geigen,
um meine Schale manchmal hinzuneigen
zu jungen Lippen. Und ich tränke sie
mit jenem Tranke, dessen Duft allein
ich kosten darf, und der mich ahnen läßt,
daß ich den Durstigen ein Fest
bereiten kann mit meinem reifen Wein.«
R. M. Rilke

Biographie als Zeitgestalt ist mehr als die Summe aller Teile von
Ereignissen und Erlebnissen. Sie ist Lebenszeitgestalt der Seele
und des Geistes innerhalb des belebten Leibes; Ausdruck des Rin-
gens um Gestaltung einer Individualität in der Lebenszeit. »Wer
über das Wesen der Biographie nachdenkt, der wird gewahr, daß
... für den einzelnen Menschen die Biographie dieselbe grund-
wesentliche Bedeutung hat wie für das Tier die Beschreibung seiner Art.«[1] Das heißt, Biographie ist Beschreibung des Wesens eines individuellen Menschen!

Jede menschliche Biographie ist einmalig und einzigartig. Jeder
Mensch hat seine Biographie, die er und nur er lebt und mit der er
sich identifiziert, mit der er identifiziert wird, ob er es will oder
nicht.

Wir leben in unserer Biographie nicht die Zufälligkeiten gewisser Lebens- oder Zeitumstände aus – wir leben darin vielmehr
unser Wesen, unseren Charakter, unsere geistige unzerstörbare
Individualität aus.

Auch wenn wir gern das eine oder andere Mal der Vorstellung
nachhängen: Wenn ich jetzt noch einmal von vorne anfangen

177

könnte, dann würde ich manches anders machen! – Es geht für die Biographie gar nicht darum, alles oder manches anders zu machen, wenn wir noch einmal die Möglichkeit hätten, an irgendeinem Punkte unseres Lebens von vorne anzufangen. Es geht nicht darum, einen anderen Beruf zu wählen – oder einen anderen Partner – oder eine andere Wohnung. Es geht für die Biographie einzig darum, sich selbst zu leben, zu entwickeln und – wenn man will und kann – auch zu ändern. Und das ist etwas, das uns niemand abnehmen kann, das nur wir selber können – und das gerade uns selbst immer am allerschwersten fällt: sich zu ändern. (Wir fordern es ja so gern und oft und leicht von den andern!)

Da scheint es vom Schicksal gut eingerichtet zu sein, daß es hin und wieder im Leben Momente gibt, in denen wir gerüttelt oder geschüttelt werden und dadurch wach werden können. Ich meine Krisen und Krankheiten im Lebenslauf, durch die wir aufmerksam werden können, daß vielleicht etwas nicht ganz in der zu uns passenden Weise verläuft.

Ich hatte gerade vorgestern ein längeres Gespräch mit einer Patientin, die an einer chronischen Entzündung leidet. Sie erzählte mir aus ihrer Biographie und war gerade dabei, vorläufig zusammenzufassen, daß sie bisher alles, was sie an beruflichen Tätigkeiten oder anderen Aufgaben im Leben übernommen hatte, mit Leichtigkeit und Erfolg gut bewältigt habe. Sie habe immer alles gut gemacht, sagte sie – hielt inne um nach einer Pause hinzuzufügen – »und wurde immer gerade dann krank, wenn ich etwas gut gemacht hatte. Warum eigentlich? Warum wurde ich krank, wenn ich immer alles gut gemacht habe, gut gekonnt habe?«

Fragen, die die Krankheit stellt: Habe ich es wirklich immer gut gemacht? Für wen habe ich es gut gemacht? Kann ich mit mir nicht zufrieden sein? Will ich es vielleicht gar nicht gut machen? Waren es die richtigen, zu mir passenden Aufgaben? Habe ich mich über- oder unterfordert gefühlt? Gibt es vielleicht andere, zu mir passendere Aufgaben – die noch vor mir liegen, an die ich mich noch heranwagen soll ...?

Oder gibt es das wirklich, eine Angst vor dem Erfolg, vor dem Bestehen, weil dann das Gut-gemacht-Haben, das Können einen immer weiter fordert ... in einer Richtung, die man gar nicht will!? Kann uns die Krankheit an etwas erinnern? Können wir uns überhaupt an etwas erinnern, das noch gar nicht geschehen ist, das erst noch kommen soll?

Jede Krankheit hat Zukunftscharakter; das Kranksein selbst deutet auf etwas Zukünftiges, auf etwas Kommendes hin; das Kranksein will etwas Zukünftiges vom Menschen – und das Kranksein erinnert ihn an dasjenige, was er noch vor sich hat. Die Krankheit selber ist ihrem Wesen nach biographisch. Sie ist eine kleine Lebenszeitgestalt in der großen Lebenszeitgestalt, die Krankheitsgeschichte in der Lebensgeschichte. Und wie die Biographie hat auch jede Krankheit Vergangenheit, Gegenwart und Zukunft.

Die Biographie als Zeitgestalt, »die lebend sich entwickelt«, darf keinesfalls, wenn man ihr überhaupt annäherungsweise gerecht werden will, nur unter dem Gesichtspunkt der Vergangenheit betrachtet werden. Um der Biographie und dem Menschen gerecht zu werden, müssen wir von der Vergangenheitsbeschreibung, von der Erzählung, was war, von der Vergangenheitsbeurteilung und -bewältigung durchaus wegkommen und Biographie verstehen und betrachten als geprägte Form aus (und mit) Vergangenheit, Gegenwart und Zukunft.

Der biographischen Vergangenheit gegenüber wenden wir unsere Erkenntniskräfte an; durch Erinnern, Nachdenken, Anschauen, Beurteilen kommen wir zu Erkenntnissen über unsere bisherige Biographie. Ja, durch Gespräche und neue Gedanken über die Vergangenheit haben wir sogar die Chance, das Vergangene für uns neu interpretieren, neu bewerten zu können. Dadurch erwerben wir uns einen neuen Grad von Freiheit unserer eigenen Vergangenheit gegenüber. Die Vergangenheit ist dadurch nicht unveränderlich festgeschrieben! Wir können sie durch Einnehmen eines neuen Standpunktes oder Gesichtspunktes in eine andere Bedeutung rücken; d.h. uns selbst in eine andere Beziehung zur Vergangenheit stellen. Die Möglichkeit zur Neuinterpretation der Vergangenheit durch neu gewonnene Ansichten und Einsichten sind entscheidende Schritte eines biographisch-therapeutischen Arbeitens mit Menschen in Krisen oder Krankheiten.

Bei vielen Krankheiten allerdings ist gerade diese Möglichkeit oder Fähigkeit zur Neuinterpretation erheblich eingeschränkt oder gestört durch die Qualität der körperlichen oder psychischen Belastung, die aus einer Vergangenheitsbetonung kommt, wie die Depression z.b., die eine deutliche »Werdenshemmung«, eine Erneuerungshemmung oder ein Erneuerungshindernis darstellt.

DER MENSCH IN SEINER BIOGRAPHIE
ZWISCHEN GESUNDHEIT UND KRANKHEIT

VERGANGENHEIT	GEGENWART	ZUKUNFT
Gelebtes	Bewußtsein	Wünsche
Erlebtes	Bewertung	Pläne
Erfahrenes	Intention	Ziele
Erinnertes	Handlung	Entschlüsse
	Gestaltung	
	Neuinterpretation	
	Neu/Umgestaltung	
I Vergangenheit dominiert: Gewordensein Gewordenes Gewesenes Vergangenes führt zu:		Zukunft kann nicht erlebt, nicht gedacht, nicht geplant, nicht gewollt werden; es ist geschwächt:
	Schwächung des Gegenwärtigseins bis zu Unfähigkeit zu Neuinterpretation und Neu- bzw. Umgestaltung; haften an Vergangenem, an Erinnerungen; Wiederholungen, Übertragungen, Schuldgefühlen, abhängig von der Vergangenheit	Werden, Planen, Entschließen, Wollen, Handeln, Intentionen, Ziele
	Depressionen Neurosen (bes. Zwänge und Probien) körperl. Erkrankungen	

II	Die Zukunft
	macht sich stark,
	es dominiert eine
	Gestaltungs-
	betonung und
	Überaktivierung
	Es ist betont:
	Planen
	Zielen
	Wollen
	vornehmen
	Handeln
	Aktionismus
	Verändern –
	das führt zu:
	Willkür
	Irrtum
dazu kommt:	Phantastik
das Negieren	
von Gegenwart	Manie
und Vergangenheit:	Schizophrenie
	Hysterie

Die Betrachtung einer Krankengeschichte auf dem Hintergrund
der Lebensgeschichte, d.h. unter Einbezug der bis dahin gelebten
Biographie, beleuchtet die gegenwärtige Situation und bereichert
unser Gegenwartsverständnis. Aber Krankheiten haben, vielleicht
mehr als alle anderen Ereignisse im Leben, nicht nur Vergangenheit
und Gegenwart, sondern auch Zukunft. Beziehen wir auch die Zukunft in unser Gegenwartsverständnis mit ein, so wird dieses noch
einmal wesentlich erweitert. Wir müssen uns dazu neue Fragen
angewöhnen, die nicht mehr vergangenheitsorientiert sind; nicht
mehr woher und warum müssen wir jetzt fragen, sondern vielmehr
wohin und wofür oder woraufhin ... Oder, um alle vorschnellen
Antworten zu vermeiden, vielleicht eine Zeitlang nur die offene
Frage: wie weiter?

ZUSAMMENFASSUNG

VERGANGENHEIT	GEGENWART	ZUKUNFT
Erfahrung	Erleben Bewerten	Gestalten

I Betonung der Vergangenheit

starres unlebendiges unkreatives Umgehen mit der eigenen Vergangenheit führt zu: meist unbewußten Prägungen, zu Abhängigkeiten und Unfreiheit, zu körperlichen oder neurotischen und depressiven Erkrankungen	mangelnde unzufriedene unzureichende frustrierende kränkende Bewältigung der Gegenwart	unproduktives unkreatives mangelhaft intentionales Verhalten zur Zukunft führt zu: Entschlußlosigkeit Ziellosigkeit Willenslähmung Tatenlosigkeit mangelnde Gestaltung Gestaltungsverlust

II Betonung der Zukunft

		überproduktives Verhalten zur Zukunft; ungeordnetes unkontrolliertes Gestalten führt zu: Vielgestalten Fehlgestalten Gestaltzerfall – zeigt sich:
	mit unangemessener Gegenwartsbeziehung bei psychotischen Erkrankungen (Manie, Schizophrenie und bei hysterischen Neurosen)	

Erfahrung	Erleben	Gestalten
	Bewerten	

III Verlust von Vergangenheit und Zukunft

	nur momentanes Gegenwartserleben und Gegenwartsbewußtsein ohne Verantwortung und Bewußtsein der Vergangenheit und der Zukunft gegenüber – führt zu:	
Verdrängte Vergangenheit verdrängte Erfahrung unbewußte Prägungen aus den erfahrenen Abhängigkeiten		Verdrängte Zukunft Abhängigkeiten Süchte Ängste
	Im Gleichgewicht, d.h. Harmonie des Gegenwärtigseins ermöglicht Bewältigung der Gegenwart Verantwortung der Vergangenheit und Gestaltung der Zukunft, d.h. Geistesgegenwärtigsein Kreativität Gestaltungsfähigkeit im individuellen biographischen Entwicklungsweg das ist Gesundheit, auch wenn sie nicht immer leidensfrei sein kann	

Im Leben bestimmt das Ziel den Weg. Und gerade in Krankheits-
situationen stellt sich die Frage des Weges und des Zieles oft ganz
besonders deutlich.

Ein 33jähriger Patient hat eine schon drei Jahre währende
Krankheit mit verschiedenen, zum Teil diffusen körperlichen Beschwerden, mehrere stationäre und ambulante Therapieversuche
hinter sich.

Er ist von einer harten, lieblosen Erziehung und einer infolgedessen schweren, unerfreulichen Kindheit und Jugendzeit geprägt. Er war in der Schulzeit einzelgängerisch und zurückgezogen und hat schon damals darunter gelitten, nicht am normalen
Leben seiner Freunde und Kameraden teilnehmen zu können.
Jede Freude und Unbeschwertheit des Jugendalters war ihm
fremd infolge seiner Erziehung. In der Berufsausbildung, die er
ohne Neigung begann, machte er infolge seines auffallenden Flei-
ßes bei fehlenden Ablenkungen oder altersentsprechenden Ver-
gnügungen schnelle und gute Fortschritte. Er hat inzwischen eine
gute berufliche Stellung erreicht und auch eine verständnisvolle
tragende Partnerschaft. Die Beziehung zu seinen Eltern ist
schwierig.

Trotz glücklichem privatem und erfolgreichem Berufsleben hat
er über Jahre hinweg das Gefühl, am Leben vorbei zu leben, weil er
die normalen Vergnügungs- und Unterhaltungsaktivitäten und
Angebote, sei es in Discos zu gehen oder zum Kegeln, am Stamm-
tisch in der Kneipe zu sitzen oder schnelle Wochenendtrips zu
unternehmen, nicht verträgt, insofern er mit Angstzuständen und
diffusen körperlichen Beschwerden (Schmerzen, Schwindel,
Übelkeit, Schlafstörung etc.) reagiert.

Er wurde immer wieder körperlich krank, bekam die verschiedensten, hartnäckigsten körperlichen vegetativen Beschwerden
und litt ganz offensichtlich unter dieser Behinderung eines normalen vergnüglichen Lebens. In dem Moment, da er aus dem blo-
ßen Leiden heraus zu der bewußtseinsmäßigen Erkenntnis kam,
daß seine Krankheiten und Beschwerden offensichtlich etwas mit
seinem Leben zu tun haben, ist er gerade 30 Jahre alt. Er beginnt
zurückzuschauen und sich zu erinnern an seine Kindheit und Ju-

gendzeit mit den Einflüssen und Erziehungsmethoden seiner Eltern. Wut, Haß, Verzweiflung und Vorwürfe steigen in ihm auf, und er weiß sich noch weniger zu helfen als zuvor. Dies ist der Zeitpunkt, in dem er zu mir in Behandlung kommt, eben 33jährig.

Nach einer ausführlichen und gründlichen Gegenwartsbestandsaufnahme nehmen wir gemeinsam eine biographische Betrachtung seiner Vergangenheit, seiner Vorgeschichte auf, in deren Verlauf wir mehreren konkreten Fragen von ihm nachgehen, so z.b. über das Verhältnis von Vererbung, Erziehung, Selbständigkeit und Freiheit. Im Laufe dieses Weges gelingt es, den Patienten zu einer entscheidenden Neuinterpretation, einer Neubewertung, ja sogar Neugestaltung seiner Beziehung zu den Eltern und ihrer Rolle an seinem Entwicklungsweg und Krankheitsprozeß kommen zu lassen. Eine Neuinterpretation, die jetzt nicht mehr von Vorwürfen und Schuldzuweisungen den Eltern gegenüber geprägt ist, sondern von Verständnis und Einsicht in ihre eigene Unfähigkeit, es überhaupt besser machen zu können! Durch diese Neuinterpretation gewinnt er eine neue und für ihn ganz wesentliche Freiheit. Inzwischen haben seine körperlichen Beschwerden an Intensität abgenommen, d.h. sie sind durchaus noch vorhanden, aber nicht mehr so plagend und einengend. Als nächster therapeutischer Schritt entwickelte sich jetzt die Möglichkeit und Chance, das Zukünftige, das die Krankheit in sich trägt, was sie für ihn und von ihm will, herauszufinden.

Dies sind natürlich heikle und sensible Fragen und Themen, die mit Vorsicht und Geduld angesprochen werden müssen, um den Patienten weder zu irritieren oder zu verschrecken, noch, was häufig geschieht, allzuschnellen Antworten zu erliegen; die Themen oder Fragen, die die Zukunft betreffen, müssen von der Seele des Patienten aufgenommen werden und in ihr bewegt werden; er soll eine Zeitlang damit leben und umgehen, damit spazierengehen, träumen, Tagebuch schreiben oder ähnliches (Briefe, Gedichte, Geschichten) und sich dabei offenhalten. Wachsam und sensibel offenhalten für das Zukünftige, für das, was kommen will, für das *Wofür* des Krankgewordenseins. Die Gründe des

Erkrankens liegen in der Vergangenheit; das Ereignis des Krank-seins geschieht in der Gegenwart; sein Sinn und Ziel entwickelt und offenbart sich in der Zukunft, wenn wir etwas dafür tun. Es bedarf dabei echter biographisch-psychotherapeutischer Arbeit.

Im Anerkennen und Miteinbeziehen der Sinnhaftigkeit von Lebensereignissen müssen wir auch den Zukunftsaspekt in unsere biographische Betrachtung mit einbeziehen.

So wie die Vergangenheit ihre Schatten auf unsere Gegenwart legt, so wirft die Zukunft durch Sinn und Ziel unseres Lebenswe-ges und der Ereignisse und Erlebnisse auf diesem Lebensweg ihr Licht auf die erlebte Gegenwart, auf jeden gegenwärtigen Mo-ment unserer Biographie.

Die Erkenntnis der Vergangenheit schafft Freiheit. Das Ver-ständnis der Gegenwart ermöglicht Verzeihen. Die Gestaltung der Zukunft schenkt Entwicklung und Befriedigung und neue Möglichkeiten.

Die drei genannten Qualitäten von

Ursache	Wirkung	Ziel
Grund	Ereignis	Sinn
Erinnern	Erleben	Erfüllen
bezogen auf:		
Vergangenheit	Gegenwart	Zukunft

haben auch eine ganz konkrete anthropologische Relevanz. Die Grundlage unseres biographischen Entwicklungsweges ist unsere physische, belebte und beseelte Leiblichkeit, in der wir als begeistete Menschenwesen inkarniert sind. In einem ersten Le-bensabschnitt, der ungefähr ein knappes Drittel einer heutigen Lebenserwartung entspricht, lebt der Mensch vorwiegend im Dienste seiner leiblichen Entwicklung. Diese Phase ist ungefähr zwischen dem 27. und 30. Lebensjahr abgeschlossen (vgl. Tabelle). Jetzt ist das Körperwachstum wirklich zu Ende gekommen und die letzte Verknöcherung, die Knochennähte der Schädelkalotten sind schließlich vollendet. Jetzt ist der physische Organismus in seiner Gestalt und seiner Funktion physiologisch ausgereift und

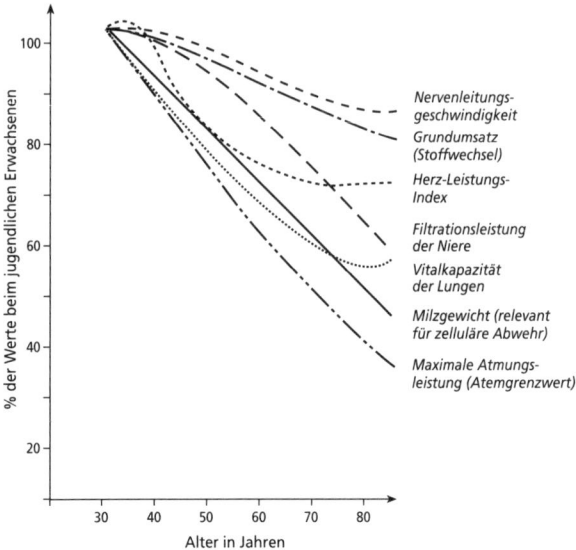

Tabelle: *Altersabhängige Abnahme einiger charakteristischer funktioneller Werte (nach Shock)*

fertig entwickelt. Was an weiterer Entwicklung jetzt noch kommen kann, kann eben nicht mehr physisch, nicht mehr körperlich sein, sondern kann jetzt nur noch auf einer ganz neuen Qualität und Ebene stattfinden: Es ist die seelische Entwicklung. Selbstverständlich begann die seelische Entwicklung schon viel früher, aber damals noch in Abhängigkeit von der leiblichen Entwicklung. In dem bisher angedeuteten ersten Lebensdrittel vollzieht sich die mit der leiblichen Entwicklung zusammenhängende psychische Entwicklung gewissermaßen wie von allein. Das wird jetzt mit dem 28. bis 30. Lebensjahr deutlich anders.

Eine neue Qualität des Erinnerns und des Sich-selbst-Findens im Ort der eigenen Erinnerung und im Begegnen mit der Welt und den Menschen der eigenen Vorgeschichte, des eigenen Vorlebens, vor dem 28. oder 30. Lebensjahr, wird häufig wie eine Krise, eine schmerzhafte Neugeburt erlebt. Damit zusammenhängend ist der entscheidende seelische Entwicklungsschritt von der

Empfingungsseele zur Verstandesseele, dies bedeutet in der Regel eine radikale Umwertung aller bisherigen Werte, einhergehend mit Neuorientierungen und Neubesinnungen und zum Teil Neubestimmungen im privaten wie im beruflichen Bereich. Jetzt, mit 30, will man – nicht zum ersten Mal – aber jetzt schmerzhaft drängend notwendig, sein Leben ändern! Man will und muß es vielleicht den veränderten Seelengegebenheiten der Verstandesseele anpassen.

Die mittlere Lebensepoche ist nun geprägt von der Möglichkeit der seelischen Entwicklung, die, gewissermaßen angeboren, Anfang der zwanziger Jahre begann, mit dem 30. Jahr häufig schmerzhaft eine radikale Veränderung erfährt und im weiteren immer mehr bewußte Anstrengung von uns selbst verlangt. Seelische Entwicklung in diesem mittleren Lebensabschnitt heißt, daß der geistige Bereich unserer Individualität, das Ich, die Grundlage seiner Inkarnation und seiner Entwicklung, nämlich die physische, belebte und beseelte Leibesorganisation umwandelt, sie modifiziert und metamorphosiert und Seelenfähigkeiten daraus entwickelt. Jetzt, in diesem mittleren Teil unserer Biographie wird die Grundlage unserer Existenz, unsere leibliche Organisation zum seelischen Ereignis unserer Fähigkeiten: Empfindungsfähigkeit, Verstandesfähigkeit, Bewußtseins-Seelenqualität.

Im weiteren Schritt des dritten Lebensabschnittes, nach vollbrachter psychischer Entwicklung, bei der sich nach der Verstandesseele noch die Bewußtseinsseele anschließt, erfolgt dann eine ganz bewußte Neubesinnung auf die Grundlage unserer Existenz, auf unsere Leibesorganisation. Wenn wir an dieser biographischen Schwelle stehen, ist unser Leib ungefähr ein halbes Jahrhundert alt, unsere leibliche Entwicklung ist unsere Vergangenheit, an die wir, vielleicht gerade in einem zweiten Frühling oder auch im Klimakterium stehend, uns wehmütig zurückerinnern.

Wenn wir uns jetzt bewußt der Kräfte unserer physischen, unserer belebten und unserer beseelten Leibesorganisation annehmen, die Kräfte der Schwere und die Kräfte des Lebens, des Wachsens und des Rhythmus und schließlich die Kräfte der Bewegung und Empfindung mit Geistesgegenwart umwandeln und zu neuen Qualitäten metamorphosieren, dann erweist sich Vergangenheitsbewältigung im Sinne der Metamorphose unserer leiblichen Grundlage als Zukunftsgestaltung. So werden geistige Fähigkeiten und Qualitäten im letzten Lebensdrittel errungen. Durch Vermittlung unserer Seele wird aus Leib Geist. Wo Leib war, wird Geist entstehen, wenn wir unsere leibliche Vergangenheit durch Verwandlung bewältigen. Die neuen seelisch-geistigen Qualitäten sind dann eine tragende Tiefe der Empfindung, eine gesteigerte Weisheits- und Verständniskraft und eine ruhige, kraftvolle innere Gelassenheit und Gerichtetheit eines alten, erfahrenen Menschen, der nicht mehr durch Handeln oder Raten, sondern nur durch sein *So-Sein* vorbildhaft und überzeugend wirkt.

Biographie also als Zeitgestalt des Menschenweges vom Leib durch die Seele zum Geist. Welche Beziehung hat nun das Krankheitsgeschehen zur Biographie? Zwei Gesichtspunkte seien hier noch einmal aufgegriffen und durch zwei weitere ergänzt: (vgl. S. 47)

Gesichtspunkte zu Biographie und Krankheit

1. Wann geschieht was:
   Krankheit und Lebensalter – überpersönlicher Aspekt
   allgemein menschlich

2. Warum gerade dann, gerade jetzt …
   Krankheit und Lebenslauf
   Krankheit und Lebensereignisse
   …woher …?
   individueller, persönlicher Aspekt

3. Wohin jetzt …?
   Krankheit und ihre Folgen fürs Leben in der weiteren Biographie
   ganz individueller Aspekt

4. Was und Wie … – wie weiter?
Krankheit als umgewandelter, konzentrierter, individueller Lebenslauf
Wie erlebe ich meine Krankheit?
Welche Gefühle ergeben sich mir hinsichtlich meiner Zukunft?

überindividuell
überpersönlich
und individuell

Der erste Gesichtspunkt war der Zusammenhang zwischen Krankheit und Lebensalter, dem ein Großteil der Beiträge dieses Buches gewidmet ist.

Der zweite Gesichtspunkt war die Frage nach dem Zusammenhang zwischen Krankheit und individuellem Lebenslauf, war die Frage nach Lebensereignissen als Anlässe oder Ursachen für Erkrankungen; war die Frage unserer Patienten – warum gerade jetzt? –, im Unterschied zu der Frage – warum gerade diese Erkrankung? Diese Frage und dieser Gesichtspunkt ist biographisch vergangenheitsorientierter. Er kann zum Verständnis der gegenwärtigen Situation und zur Neuinterpretation der Vergangenheit führen. Aber er führt kaum über die Gegenwart hinaus.

Erst ein dritter Gesichtspunkt, der die Beziehung aufgreift zwischen Krankheit und ihren Folgen für die Biographie des Erkrankten, zusammengefaßt in der Frage – Wohin jetzt oder wofür? – worauf hin?, erst dieser dritte Gesichtspunkt eröffnet den Bereich der Zukunft. Er will gerade den Bereich der Krankheit wahrnehmen, ernst nehmen und erkennen, insofern die Krankheit etwas Zukünftiges anregen und erfüllen will. Für viele Patienten, wie auch an dem geschilderten Beispiel zu sehen war, führt erst das Einbeziehen des Zukunftsaspektes zu einer Krankheitsbewältigung. Was will die Krankheit selbst Zukünftiges von mir anregen, von mir erfüllt wissen, erfüllt sehen? Erst wenn diese Beziehung erkennend und gestaltend vom Patienten angegangen wird, erst dann stellt sich oft genug Heilung oder eine entscheidende Besserung oder Verwandlung ein.

Ein weiterer, vierter Gesichtspunkt ist schon ganz am Anfang von mir angedeutet worden, es ist die Beziehung zwischen Biographie und Krankheit unter dem Verständnis der Krankheit als eines umgewandelten konzentrierten, individuellen Lebenslaufes.

KRANKHEIT ALS UMGEWANDELTER ZUSAMMEN-GEFASSTER KONZENTRIERTER LEBENSLAUF

psychisch	leiblich	biographisch
Beginn		Geburt
Ereignis	krank, elend	Kindheit
Erlebnis	schwach, kraftlos	Jugendzeit
Trauma	niedergeschlagen	Wachstum
Patient ist	es geht nicht mehr	und körperliche
Erlebnis- oder	ich kann nicht mehr	Entwicklung
problemorientiert	Schmerzen	Pflege und
traumafixiert	eingeschränkt	Erziehung
an das Problem	oder unfähig, den	
gebunden	Alltag zu bewältigen	
erlebnisabhängig	bettlägrig, hilfsbedürftig	
im normalen Lebens-	pflegebedürftig	
Vollzug eingeschränkt	Erleben und Bewußt-	
nicht mehr offen	sein sind ganz stark	
	leiborientiert	
	organisch fixiert	
Krise	*Wendepunkte*	*Lebensmitte*
Ruhe	Regeneration	individuelle Lebens-
Abstand	Selbstheilung	gestaltung im
Distanz zum Problem	die Behandlung	privaten und beruf-
neue Gedanken und	wird spürbar; Schmerzen	lichen Bereich mit
Interpretations-	lassen nach, Kräfte	Höhen und Tiefen,
Möglichkeiten durch	kommen wieder,	mit Erfolgen,
Gespräche mit anderen	das erkrankte Organ	Karriere, Fortschritt
Menschen	funktioniert wieder,	Weiterentwicklung
neue Gesichtspunkte	langsam wieder Frei-	und Abschluß der
neue Fähigkeiten	werden von Erfah-	beruflichen Laufbahn

im Umgang mit der Bewältigung des Traumes der Erlebnisse der Krise	rung und Bewußtsein, Erlebnissen und Problemen des Alltags	Zunahme an Erfahrungen, Erkenntnissen und Bewußtsein schließlich Abstand neue Gesichtspunkte neue Interpretations- und neue Gestaltungs- oder Umgestaltungs- möglichkeiten im Alter
Freiwerdenkönnen von Erlebnissen und Problemen des Alltags in übergeordnetem, geistigem Leben psychische Gesundheit Heil-Sein	zunehmende leibfreie Orientierung in Heilung und Gesundheit schließlich frei von der leiblichen Krankheit leibfrei im Geistigen »Leibfreisein«	abschließende Überschau der Biographie Lebenserkenntnis leibfreies Bewußtsein Tod

Das Kranksein ist ein Extrakt, ein Konzentrat des Lebenslaufes. Kranksein enthält die wesentlichen Stationen und Qualitäten des Lebenslaufes, umgewandelt, modifiziert, zusammengefaßt und konzentriert, aber in einer durchaus dechiffrierbaren Gestalt. Je akuter das Kranksein ist, um so prägnanter kann das Erleben sein, um so deutlicher und überzeugender die Erkenntnis, daß sich im Kranksein und im Krankheitsverlauf, vor allem im Krankheitserleben, der eigene Lebenslauf, die eigene Biographie spiegelt. Aber die Biographie zwischen Geburt und Tod. Das heißt, des Lebenslaufes über den jetzigen Moment der Biographie hinaus. Wir greifen in einem akuten Kranksein über unsere bisher gelebte Biographie der Vergangenheit und Gegenwart hinaus in die Zukunft unserer Biographie bis zum Tod, bis zum Ende unserer Erdenbiographie. Das bedeutet für mich unter diesem Aspekt, daß all diejenigen Fragen, die sich während Krankheitsphasen bei den Menschen einstellen, anders betrachtet und behandelt werden müssen, als wenn solche Fragen in gesunden Tagen auftreten.

Denn in der Krankheitsphase wirkt die Zukunft unserer Biographie stärker in unser Leben, in unser Erleben und damit auch möglicherweise in unser erkennendes Bewußtsein und in unsere gestaltenden Möglichkeiten herein als in gesunden Zeiten. Allerdings können und dürfen wir uns nicht rational denkend diesen Fragen aus unserem Kranksein heraus gegenüberstellen. Damit würden wir jede Zukunftsmöglichkeit sofort abtöten. Um gleich Willensentschlüsse oder gar Handlungen entstehen zu lassen, ist der Moment akuten Krankseins zum Glück auch nicht geeignet. Wie wir aber angemessen mit Fragen aus unserem Krankheitserleben umgehen können und auch mit Fragen, die während einer Krankheitszeit angeregt werden können, das ist durch Offen- und Wachhalten von Gefühlen möglich:

Welche Gefühlsqualitäten stellen sich ein während meines Krankseins angesichts der in mir auftauchenden oder auch von anderen in mir angeregten Fragen? Wie verwandeln sich die Gefühle im Laufe der Zeit? Was sagen mir diese Gefühle? Wie geht es mir bei diesen Gefühlen? Kann ich diese Gefühle ausdrücken und deuten, erlebend gestalten?

Gelingt es dem Kranken selbst oder vielleicht durch unsere biographisch therapeutische Anregung und Hilfestellung, in seinem Fühlen hellwach zu werden, dann kann er tatsächlich ahnend erfühlen, was sein Kranksein Zukünftiges von ihm will, wie er die Zukunftsgestaltung seiner auf ihn zukommenden Biographie selbst aus Einsicht bestimmen kann. Gelingt dies dem Kranken, allein oder durch unsere Hilfe, dann ist er »der Hellsichtige, und keinem anderen ist das Weltbild klarer« in den Worten von Thomas Bernhard, und ich möchte hinzufügen: Und keinem andern ist die Zukunftsgestalt seiner eigenen Biographie klarer als dem Wachfühlenden in seinem Kranksein.

Indem das Leben nimmt und gibt und nimmt
entstehen wir aus Geben und aus Nehmen:
ein Schwankendes, sich Wandelndes, ein Schemen
und doch in unserer Seele so bestimmt

hindurchzugehen durch dieses Sich-Verschieben,
unangezweifelt, aufrecht, unbeirrt
von Tag zu Nacht, von Nacht zu Tag getrieben,
aus denen unaufhaltsam Leben wird.

Von unser'm Leben, Blut von unser'm Blut,
Lust von der unser'n, Leid, das wir erkennen,
von dem wir uns auf einmal wieder trennen,
weil unsere Seele, einsam, schon geruht
vorauszugehen ...

Rainer Maria Rilke

Anhang

Die Autoren

DR. MED. PAOLO BAVASTRO

Geboren in Mailand 1949, Studium der Musik und Medizinstudium mit Promotion in Mailand. Nach dem Staatsexamen Weiterbildung zum Internisten, Kardiologen und Betriebsmediziner in verschiedenen Krankenhäusern in Deutschland. Ab 1983 an der Filderklinik bei Stuttgart und seit 1993 leitender Arzt der Inneren Abteilung. Veröffentlichungen, Vortrags- und Unterrichtstätigkeit in verschiedenen Bereichen, unter anderem der inneren Medizin und Kardiologie. Autor des Buches »Anthroposophische Medizin auf der Intensivstation«, Dornach 1994; Herausgeber und Mitautor von »Organspende – der umkämpfte Tod«, Stuttgart 1995.

DR. MED. MATTHIAS KOMP

Jahrgang 1945, Studium der Medizin in Tübingen und Frankfurt. 1971 Beginn der ärztlichen Tätigkeit. 1981 - 1988 Studium und Ausübung der Eurythmie in Den Haag und Wien, dazwischen ein Jahr Friedrich-Husemann-Klinik, Buchenbach. Ab 1989 eigene Praxis in Kirchheim/Teck. Seit 1986 zunehmend in der Biographie-Arbeit tätig. Mitarbeit am Carl-Gustav-Carus-Institut, Öschelbronn, und Institut für Biographie und Sozialgestaltung, Kirchheim.

ANGELA KUCK

Nach dem Abitur ein Jahr Musikstudium. Von 1977 - 1984 Medizinstudium. Praktisches Jahr im Universitätsspital Zürich. 1984 - 1989 Assistenzärztin der Gynäkologie und Geburtshilfe in Köln.

1990 Facharztprüfung. Seit 1989 Oberärztin der Frauenabteilung der Filderklinik bei Stuttgart, seit 1994 leitende Ärztin im Kollegialsystem dieser Abteilung.

DR. MED. MICHAELE QUETZ

1957 in Schopfheim geboren, verheiratet, eine fünfjährige Tochter. Besuch der Waldorfschule in Heidenheim. Studium der Medizin in Tübingen und Göttingen. 1982 - 1988 Facharztausbildung Innere Medizin an verschiedenen Kliniken in Stuttgart und Umgebung. Seit 1987 an der Filderklinik bei Stuttgart tätig, seit 1989 in der Abteilung für künstlerische Therapie und Psychosomatik. 1991 - 1995 Zusatzausbildung Psychotherapie. Arbeitsschwerpunkte: Anthroposophische Psychotherapie und Psychosomatik.

DR. MED. JOHANNES REINER

1956 in Stuttgart geboren, aufgewachsen im ländlichen Remstal. Medizinstudium in München, Bochum und Berlin, Auslandsaufenthalt in Frankreich. Ausbildung zum Allgemeinarzt. Verheiratet, vier Kinder. Seit 1990 Mitarbeit in der psychosomatischen und internistischen Abteilung der Filderklinik bei Stuttgart im Rahmen eines integrierten psychosomatischen Konzeptes. Forschungsschwerpunkt: Seelische Phänomene bei körperlichen Erkrankungen.

MARKUS TREICHLER

geboren 1947 in Stuttgart. Studium der Theaterwissenschaft, Philosophie, Psychologie und Medizin. Ärztliche Tätigkeit in verschiedenen Kliniken für Psychiatrie, Neurologie und Psychosomatik. Seit 1987 leitender Arzt der Abteilung für Psychosomatische Medizin, Kunsttherapie und Heileurythmie an der Filderklinik bei Stuttgart. Schwerpunkte der eigenen Arbeit: Anthroposophische Kunsttherapie, Psychotherapie und Biographie. Autor des Buches »Sprechstunde Psychotherapie«, Stuttgart 1993.

Glossar

Adnexitis	Eierstocks- und Eileiterentzündung
Agoraphobie	Platzangst
Agranulozytose	krankheitsbedinger Untergang der Granulozyten, das sind bestimmte weiße Blutkörperchen, die der immunologischen Abwehr dienen
Aminosäuren	einfachste Bausteine der Eiweiße
Aminosäuren-Sequenz	Folge der Aminosäuren beim Aufbau eines Eiweißes (Primärstruktur der Proteine)
Angina pectoris	anfallsweis auftretende Schmerzen im Brustbereich infolge mangelnder Durchblutung des Herzens, meist bei Koronarstenosen
Anorexia nervosa	Pubertätsmagersucht
Aorteninsuffizienz	Schlußunfähigkeit der Aortenklappe
Aortenisthmusstenose	Verengung im Verlauf der Aorta
Aortenstenose	die Aortenklappe öffnet sich nicht genügend
Arteriolen	die kleinsten arteriellen Blutgefäße vor den Kapillaren
Arteriosklerose	Verhärtung der Gefäßinnenwände durch Ablagerung anorganischer Substanzen
Astralleib	Seelenleib, Empfindungsleib, Organisation seelischer Qualitäten, vor allem Empfindungen und Gefühle mit einer gewissen Leibverbundenheit

Aterosklerose	siehe Arteriosklerose
Ätherleib	Lebensleib, Organisation der Lebens-Wachstums-, Bilde- und Regenerationskräfte
Bewußtseinsseele	seelische Organisation eines durch Selbsterkenntnis gesteigerten, von Empfindung und Verständnis gestärkten Willenslebens und intentionaler Bewußtseinsakte
biphasischer Zyklus	normaler Menstruationszyklus der Frau
BNS-Anfälle	Blitz-Nick-Salaam-Anfälle aus dem Formenkreis der Petit-mal-Epilepsie
Chondral (von Chondros = Knorpel)	vom Knorpel ausgehend
Chorea minor	entzündliche Erkrankung der Stammganglienzellen der Substantia nigra des Gehirns
chronisch bzw. chronische Erkrankung	langsam sich entwickelnd, langsam verlaufend (im Gegensatz zu akut)
Claustrophobie	Angst vor geschlossenen Räumen
Coronarsklerose	krankhafte Verhärtung in den Herzkranzgefäßen
Depolarisation	Beginn der elektrischen Aktivität des Herzens, mit Beginn der Systole
desmal (von Desmos = Band)	bandartig bzw. vom Bindegewebe ausgehend
Diastole	die Erschlaffung des Herzens
Drüsenepithel	Drüsenschleimhaut
Duotus arteriosus botalli	Verbindung zwischen der Lungenarterie und dem Aortenbogen, während der Embryonalzeit offen
EEG	Electroencephalogramm, d. h. Hirnstromwellenbild, das ist die graphische Wiedergabe der elektrischen Hirnaktivitäten

Elektrokardiogramm (EKG)	graphische Darstellung der elektrischen Aktivitäten des Herzens
Embryo	die ungeborene Leibesfrucht in der Gebärmutter
Empfindungsseele	seelische Organisation im Sinne einer Weiterentwicklung des Astralleibes, die insbesondere die Qualitäten der weniger leib- und mehr weltorientierten Empfindungen u. Gefühle beinhaltet
Encephalomyelitis disseminata (ED)	eine chronische und meist schubförmig verlaufende Entzündung an verschiedenen Stellen im Gehirn und Rückenmark; auch MS = Multiple Sklerose genannt
Endocarditis	Entzündung der Innenhaut des Herzens, mit Herzklappenbeteiligung
Endokrinologie	Lehre von dem Ineinandergreifen der Hormone
Endometriose	Erkrankung, bei der sich die Gebärmutterschleimhaut außerhalb der Gebärmutter verbreitet
Endometrium	Gebärmutterschleimhaut
Epilepsie	Anfallsleiden
Erytrozyten	rote Blutkörperchen
fibrinös	durch Fibrinbeimischung gerinnend (bezogen auf ein entzündliches Exudat, d. h. die bei einer Entzündung austretende Flüssigkeit)
Follikel	heranreifende Eizelle im Eierstock
Geist-Selbst	geistige Organisation entstehend aus der bewußten Umwandlung der leiblich-seelischen Empfindungs- und Gefühlsqualitäten
Geistesmensch	geistige Organisation aus der bewußten Umarbeitung gestaltender Wil-

	lens- und intentionaler Bewußtseinsqualitäten
Gelbkörper	nach dem Eisprung zurückbleibendes und umgewandeltes hormonaktives Gewebe im Eierstock
Gestagenphase	2. Zyklushälfte, in der die Progesteronproduktion überwiegt
grand mal	großer epileptischer Krampfanfall
hämorrhagisch	mit Blutungen einhergehend
Hebephrenie	Jugendform der schizophrenen Psychose
hypertrophieren	wuchern, übermäßig wachsen
Hypertrophie	Größenzunahme eines Gewebes oder eines Organs
Hypertonie	Bluthochdruck
Immunstruktur	Aufbau des Immunsystems
Immunsystem	Organisation der körpereigenen Abwehrkräfte
Kapillaren	Haargefäße, Endstrombahn, die kleinsten Gefäße zwischen Arterien und Venen
Kardiomyopathie	eine Fülle von Herzmuskelerkrankungen
Koronarstenose	Verengung, Verkalkung der Herzkranzgefäße
Laparaskopie	Bauchspiegelung
Lebensgeist	geistige Organisation, aus der bewußten Umwandlung der Wachstums, und Denktätigkeiten zu entwickeln
Linksschenkelblock	Störung der elektrischen Leitung des Herzens, im linken Ventrikel lokalisiert
Mamma-Karzinom	Brustkrebs
Mammographie	Rötgenuntersuchung der Brust zur Diagnostik eines Brustkrebses (Mamma-Karzinom)
Menarche	erstes Einsetzen der Periodenblutung

Mitralklappe	Klappe zwischen linkem Vorhof und linkem Ventrikel
Mitralstenose	Verengung der Mitralklappe
myklonisch asthatische Anfälle	eine Erscheinungsform der Petit-mal-Epilepsie
Myokardinfarkt	Herzinfarkt
nckrotisierend	untergehend, absterbend
Obstipation	Verstopfung
Östradiol	eine Form der zahlreichen Östrogene
Östrogen	weibliches Hormon
Ovarialzysten	wassergefüllte Bläschen im Eierstock
Ovarien	Eierstöcke
Ovulation	Eisprung
ovulatorische Zyklen	Menstruationszyklen, in denen ein Eisprung stattfindet
Parkinson'sche Erkrankung	degenerative Erkrankung der Stammganglienzellen der Substantia nigra des Gehirns
Pericarditis	Entzündung der Herzaußenhaut
Peristaltik	durchschnürende, rhythmisch fortlaufende Kontraktionswellen im Verdauungstrakt oder im Eileiter
petit mal	kleiner epileptischer Krampfanfall
Phobie	krankhafte Furcht vor bestimmten Gegenständen, Situationen oder Wesen oder vor bestimmten Erkrankungen
Plazenta	Mutterkuchen
Pyknolepsie oder Absence-Anfälle	eine Erscheinungsform der Petit-mal-Epilepsie, die mit kurzen Anfällen von Bewußtseinsverlust enhergeht
Polarisation, Repolarisation	das Wieder-zur-Ruhe-Kommen der elektrischen Phänomene – Ruhephase –
Progesteron	Gelbkörperhormon
Proliferation	Zellvermehrung, Wachstum
Pulmonalklappe	Klappe am Ausgang des rechten Ventrikels, zur Lungenarterie hin

Rechtsschenkelblock	Störung der elektrischen Leitung des Herzens, im rechtenVentrikel lokalisiert
rheumatisches Fieber	akute, fieberhafle Entzündung als Folge von anderen entzündlichen Erkrankungen, kann mit Gelenk- und Herzbeteiligung einhergehen
Rigor	Erhöhung des Muskeltonus, und zwar gleichzeitig beider entgegengesetzter Muskelgruppen, d. h. von Beuger und Streckmuskeln gleichzeitig
Ruhetremor	meist auf die Hände bezogenes Zittern in Ruhestellung; im Gegensatz zum Intentionstremor (Zittern, das bei einer intendierten, zielvoll geführten Bewegung auftritt und nicht in Ruhestellung)
serös	überwiegend aus Serum bestehend
Sklerose	ablagernde und verhärtende Erkrankung
suizidale Absicht	die Absicht, sich das Leben zu nehmen
Systole	die Zusammenziehung des Herzens
Thrombozyten	Blutplättchen
Thrombus, Thromben, Thrombos	geronnene Blutmasse bzw. Blutpfropfbildung innerhalb eines Blutgefäßes durch geronnenes Blut
Tremor	Zittern
Tricuspitalklappe	Klappe zwischen rechtem Vorhof und rechtem Ventrikel
Tricuspitalstenose	Verengung der Trisuspitalklappe
Uterus myomatosus	Vergrößerung der Gebärmutter durch gutartige Muskelknoten
Ventrikelseptumdefekt (VSD)	Verbindung zwischen beiden Herzkammern, die infolge Entwicklungsfehler offen bleibt

Verstandes u. Gemütsseele	seelische Organisation der Qualitäten der inneren Verarbeitung mit Erkennung und Verstandesfähigkeiten
Vorhofseptumdefekt (ASD)	offene Verbindung zwischen beiden Vorhöfen durch Entwicklungsfehler
Zentralnervensystem	Gehirn
Zystitis	Harnblasenentzündung

Literaturhinweise

JOHANNES REINER
Gesetzmäßigkeiten im Lebenslauf

1 McKeen, Th. Das Wesen der Krankheit und der kranke Mensch im anthroposophischen Gesundheitsverständnis in: Der Merkurstab, 46. Jahrgang, 1993, S. 338 bis 345
2 Steiner, R. Theosophie GA 9, Kap. Leib, Seele und Geist, Dornach, 1987
3 Bachmann, I. Das dreißigste Jahr, München 1988
4 Treichler, M. Sprechstunde Psychotherapie, Stuttgart 1993; O'Neil, G. u. G. Der Lebenslauf, Stuttgart 1994
5 Steiner, R. Anthroposophischer Seelenkalender, Dornach 1987
6 Selawry, A. Metall-Funktionstypen, Heidelberg 1985
7 Steiner, R. Entsprechungen zwischen Mikrokosmos und Makrokosmos, GA 201, Dornach 1987
8 – : Theosophie: Kapitel Wiederverkörperung des Geistes und Schickal, a. a. O.
9 – : Esoterische Betrachtungen karmischer Zusammenhänge, Bd. 1, GA 235, Dornach 1994

MARKUS TREICHLER
Entzündung und Sklerose im Lebenslauf

1 Doerr, W. Anthropologie des Krankhaften in: Biologische Anthropologie, Bd. 2, München und Stuttgart 1972
2 Doerr, W. Organpathologie, Bd. 3, Seite 37; Doerr, W., Quadbeck, G. Allgemeine Pathologie, Berlin, Heidelberg, 1973, Bleyl, U. A. Allgemeine Pathologie, Berlin, Heidelberg, 1976
3 Hamperl, H. Lehrbuch der Pathologie, 28. Auflage, Berlin, Heidelberg 1968
4 Rosenmayr, L. Die menschlichen Lebensalter – Kontinuität und Krisen, München, 1978
5 Steiner, R. Das Rätsel des Menschen, GA 170, Dornach 1978

6 – : Meditative Betrachtungen und Anleitungen zur Vertiefung der Heilkunst, GA 316, Dornach 1987

7 – : ebenda. Vortrag vom 3. 1. 1924

PAOLO BAVASTRO
Herz-Kreislauf-Erkrankungen in der Biographie des Menschen

1 Steiner, R., Kosmische und menschliche Geschichte. Band 1, 28.8.16, GA 170
2 Jonas, H., Das Prinzip Verantwortung. Suhrkamp Taschenbuch, 1984
3 Jonas, H., Technik, Medizin und Ethik. Suhrkamp Taschenbuch, 1987
4 Bavastro, P., Zur Katastrophenmedizin bei Atomkraftwerksunfällen. Beiträge zur Erweiterung der Heilkunst. Heft 2, 1987
5 Al Gore, Wege zum Gleichgewicht. Frankfurt a.M., 1992
6 Steiner, R., Anthroposophische Leitsätze. GA 26, Dornach 1989
7 – : Heileurythmie. 6. Vortrag, GA 315, Dornach 1981
8 – : Geisteswissenschaftliche Gesichtspunkte zur Therapie. 1. und 2. Vortrag, GA 313
9 – : Physiologisch-Therapeutisches auf Grundlage der Geisteswissenschaft. 3. Vortrag, GA 314, Dornach 1989
10 Bavastro, P., Umweltbedingte Herz- und Kreislaufschäden. Erfahrungsheilkunde 5/93
11 – : Wegman, I., Grundlegendes für eine Erweiterung der Heilkunst. GA 27, Dornach 1991
12 – : Rhythmen im Kosmos und im Menschenwesen. GA 350, Dornach 1991
13 – : Geistige Zusammenhänge in der Gestaltung des menschlichen Organismus. GA 218, Dornach 1992
14 Schwenk, T., Bewegungsformen des Wassers. Stuttgart 1967
15 Bavastro, P., Die Mikrozirkulation. Teil 1 – Der Merkurstab 6/1990. Teil II – Der Merkurstab 1/1991
16 Bavastro, P., Risikio-Organ Herz – Soziale Hygiene. Nr. 135/1989
17 Bleifeld, W., Hamm, Ch.M., Herz und Kreislauf. Springer Verlag 1987
18 Schöffler, H. H., Die Zeitgestalt des Herzens. Stuttgart 1975
19 Buchborn, E. (Hrsg.), Handbuch der Inneren Medizin. Band 9, Teil 3, Koronarerkrankungen, Springer 1984

20 Ormish, D., et al, Can lifestyle changes reverse coronory heart disease? The Lancet 1990, 336: 129–133

21 Aumiller, T. (Hrsg.), Risikofaktor Hypertonie. MMW Taschenbuch. München 1991

22 Hypertonie und Sport. Deutsche Liga zur Bekämpfung des hohen Blutdruckes. Heidelberg 1989

23 Heiss, H.W., Bewegungstherapie bei Herz- und Gefäßkrankheiten. Witzstrock 1979

24 Windler, E., Indikation und Ziele in der Behandlung von Fettstoffwechselstörungen. Klinikarzt Nr. 10, 1992

25 Chang-Claude, T., et al, Prospektive epidemiologische Studie bei Vegetariern. Deutsches Krebsforschungszentrum. Heidelberg 1991

26 Menden, E., et al Lebensdauer und Ernährung. Ernährungs-Umschau. Frankfurt Nr. 3, 1989

27 Roskamm, H., Reindell, H., Herzkrankheiten. Springer Verlag 1982

28 Hornbostel, H., Kaufmann, W., Siegenthaler, W., Innere Medizin in Praxis und Klinik. Thieme Verlag 1977

29 Krayenbühl, H.P., Kübler, W., Cardiodologie in Klinik und Praxis. Thieme Verlag 1981

30 Gross, R., Schölmerich, P., Gerok, W., Lehrbuch der Inneren Medizin. Schattauer Verlag 1987

MATTHIAS KOMP
Krebskrankheit und Biographie

1 Steiner, R., Die Mission des Zornes, der Wahrheit und der Andacht in: Metamorphosen des Seelenlebens, GA 59, Dornach 1984.

MICHAELE QUETZ
Die Bedeutung der Biographie für die anthroposophische Psychiatrie

Verwendete Literatur:

Steiner, R., Wie erlangt man Erkenntnisse der höheren Welten? GA 10, Dornach 1992

– : Metamorphosen des Seelenlebens – Pfade des Seelenerlebnisses, Erster Teil, GA 58, Dornach 1984

– : Die gesunde Entwicklung des Leiblich-Physischen als Grundlage der
   freien Entfaltung des Seelisch-Geistigen, GA 303, Dornach 1987
– : Anthroposophische Leitsätze, GA 26, Dornach 1989
Treichler, M., Sprechstunde Psychotherapie, Stuttgart 1993.

MARKUS TREICHLER
Biographie und Krankheit – eine fruchtbare Beziehung

Verwendte Literatur:
Bachmann, I., Das dreißigste Jahr, München 1970
Biographiearbeit, Flensburger Hefte, Heft 31, Flensburg 1990 u. Sonder-
   heft 10, Flensburg 1992
Blanckenburg, W., (Hrsg.) Biographie und Krankheit, Stuttgart 1989
Burkhardt, G.,Das Leben in die Hand nehmen, Stuttgart1992
Czermak,I., Ich klage nicht, Wien 1970
Das Ich im Lebenslauf, Weinheim 1989
Eriksson, E., Identität und Lebenszyklus, Frankfurt 1973
– : Jugend und Krise, Stuttgart 1980
– : Kindheit und Gesellschaft, Stuttgart, 1984
Feuchtersleben, E. v., Zur Diätetik der Seele, Stuttgart 1980
Fintelmann, V., Intuitive Medizin, Stuttgart 1987
– : Alterssprechstunde, Stuttgart 1991
Frisch, M., Biographie – ein Spiel, Frankfurt/Main
Gollwitzer, H., Krummes Holz, aufrechter Gang – zur Frage nach dem
   Sinn des Lebens, München 1976
Guardini, R., Die Lebensalter, Mainz 1986
Heim, E., Krankheit als Krise und Chance, Stuttgart 1980
Heuwold, H., Den Faden wieder aufnehmen – Arbeit an der eigenen
   Biographie, Stuttgart 1989
Hiebel, F., Biographik und Essayistik, Bern und München 1970
Hofmann, K., Aus Gesprächen mit Thomas Bernhard, München 1991
Holtzapfel, W., Krankheitsepochen der Kindheit, Stuttgart 1970
Imhof, A., Die Lebenszeit, München 1988
Jung, C. G., Vom Leben und Tod – Einsichten und Weisheiten, Freiburg
   1992
Jüttemann u. Thomae, Biographie und Psychologie, Berlin / Heidelberg
   1987
Kaschnitz, M.,Das Haus der Kindheit, Frankfurt/M. 1986
Köhler, H., Jugend im Zwiespalt, Stuttgart 1990

Lauenstein, D., Der Lebenslauf und seine Gesetze, Stuttgart 1985
Lebensgeschichte und Identität, Beiträge zu einer biographischen Anthropologie, Frankfurt 1981
Lievegoed, B., Entwicklungsphasen des Kindes, Stuttgatt 1976
– : Lebenskrisen Lebenschancen, München 1979
– : Der Mensch an der Schwelle, Stuttgart 1985
Lukas E., Auch dein Leben hat Sinn, Freiburg 1991
Montagy, A., Zum Kind reifen, Stuttgart 1984
Nordmeyer, B., Meister ihres Schicksals, Stuttgart 1989
Müller-Wiedemann, E., Mitte der Kindheit, Stuttgart 1973
O'Neil, G. u. E., Der Lebenslauf, Stuttgart 1994
Rilke R. M., Ges. Werke in 6 Bänden, Frankfurt 1987
Rosenmayr, L., (Hrsg.) Die menschlichen Lebensalter, Kontinuität und Krisen, München 1978
Schenck, H., (Hrsg) Lebensläufe. Ein Lesebuch , München 1992
Schürholz Ch., Glöckler, M., Anthroposophische Medizin, Stuttgart 1993
Sheehay, G., In der Mitte des Lebens – Bewältigung vorhersehbarer Krisen, München 1989
St. Exypéry, A., Dem Leben einen Sinn geben, München 1965
Steiner, R., Die Offenbarungen des Karma, GA 120, Dornach 1991
– : Über den Sinn des Lebens, in GA 155, Dornach 1992
– : Reinkarnation und Karma, Dornach 1982
– : Die gesunde Entwicklung des Leiblich-Physischen als Grundlage der freien Entfaltung des Seelisch-Geistigen, GA 303, Dornach 1987
– : Vom Lebenslauf des Menschen, Themen aus dem Gesamtwerk, Bd. 4, hrsg. von E. Fucke, Stuttgart 1980
– : Gesundheit und Krankheit, Themen aus dem Gesamtwerk, Bd. 10, hrsg. von Otto Wolff, Stuttgart 1983
– : Spiruelle Psychologie, Themen aus dem Gesamtsverk, Bd. 11, hrsg. von Markus Treichler, Stuttgart 1984
Treichler, M., (Hrsg.) Der krebskranke Mensch, Stuttgart 1989
Treichler, M., Sprechstunde Psychotherapie, Stuttgart 1993
Treichler, R., Die Entwicklung der Seele im Lebenslauf, Frankfurt u. Stuttgart 1992
Wais, M., Biographiearbeit – Lebensberatung, Stuttgart 1992
Zacher, A., Kategorien der Lebensgeschichte, Berlin und Heidelberg 1988
Zweig, S., Menschen und Schicksale, Frankfurt 1986
– : Drei Dichter ihres Lebens, Frankfurt 1987

MARKUS TREICHLER

Sprechstunde Psychotherapie

Krisen – Krankheiten an Leib und Seele – Wege zur Bewältigung
480 Seiten, Pappband

Seelische Belastungen, Krisen und sich daraus entwickelnde psychosomatische Krankheiten nehmen von Jahr zu Jahr zu. Eine umfassende Orientierung und Überschau in diesem breiten Spektrum von alltäglichen Problemen bis hin zu schweren Krankheitsbildern wird deshalb dringend gesucht. Markus Treichlers »Sprechstunde Psychotherapie« erfüllt diese Aufgabe. In einem ersten Teil werden die menschenkundlichen Grundlagen, insbesondere die leiblichen und seelischen Entwicklungsstufen, zum besseren Verständnis von Störungen und Risikofaktoren dargestellt und die Frage nach dem biographischen Sinn von Krankheit behandelt; die wichtigsten Krankheitsformen werden charakterisiert. Im zweiten Teil werden spezielle Krankheitsbilder aus Psychosomatik und Psychiatrie betrachtet, wobei der Zusammenhang von Psyche und Organen ausführlich zur Darstellung kommt. Sodann werden die psychiatrischen Krankheitsbilder in systematischer Gliederung dargestellt. Im dritten Teil werden spezielle psychotherapeutische Themen behandelt wie z.B. die Frage des Unbewußten, die Stufen der psychotherapeutischen Beziehung, Chancen und Grenzen des Mitleids in der Psychotherapie und Seelsorge.

Das Buch wendet sich an Betroffene und Mitbetroffene, an Patienten, Angehörige, Pflegende und Ärzte. Es ist die erste umfassende Darstellung von Psychosomatik und Psychotherapie aus anthroposophischer Sicht.

Verlag Urachhaus

Mathias Wais

Biographiearbeit und Lebensberatung

Krisen und Entwicklungschancen des Erwachsenen
2. Auflage, 392 Seiten, Pappband

Als Mitarbeiter einer Beratungsstelle für Kinder, Jugendliche und Erwachsene schöpft Mathias Wais aus einem reichen Erfahrungsschatz. Anhand von Fallbeispielen läßt er den Leser an der Aufarbeitung von Lebensproblemen teilhaben, wie sie täglich und überall auftauchen. Schmerzliche Erlebnisse, äußere Widerstände, Erschütterungen und Schicksalsschläge wie auch innere Lebenskrisen: alles das wird in diesem Ratgeber behandelt. Er gibt dadurch Hilfen, sich im anschauenden Denken zu üben und dieses auf die eigene Biographie mit ihren Problemen und Krisen anzuwenden.

Aus dem Inhalt:
Der Erwachsene in der Entwicklung. Was ist heute eine Biographie? Biographiearbeit oder Psychotherapie? Wege zum Ich. Der »Sinn« des Lebens. Begegnung, Trennung. Wenn die Kinder größer werden. Die Suche nach dem Spirituellen. · Gesetzmässigkeiten der Entwicklung. Biographische Rhythmen. Die Mondknoten. Die Jahrsiebte. Die Lebensmitte. Entwicklung – Veränderung – Wachstum – Reifung. · Wege des Frauseins, Wege des Mannseins. Die Chancen der körperlichen Begegnung. Zur biographischen Situation der Frauen. Probleme und Chancen des Alleinerziehens. · Ehe. Vor der Ehe. Ehe heute – ein Übungsfeld. Der überpersönliche Aspekt der Ehe. Der biographische Zusammenhang des Ehebruchs. · Individuum und Familie. Spannungsfeld Familie – Beruf. Wie kann die Zukunft der Familie aussehen? · Fragen über die Grenzen des menschlichen Lebens hinaus. Gesichtspunkte zu Karma und Wiedergeburt. Der Engel in der Biographie. Die Begegnung mit dem Tode.

Verlag Urachhaus